Let's ask a doctor mental health

心のお医者さんに聞いてみよう

双極症と診断されたとき読む本

正しい理解と寛解へのヒント

順天堂大学精神医学講座教授
加藤忠史 監修

大和出版

はじめに

双極症は100人にひとり弱の割合で発症し、躁・軽躁状態とうつ状態があらわれる、昔からよく知られている病気です。治療しなければ再発率が高く、社会生活に支障をきたすと知って、気落ちする方もいらっしゃるかもしれませんが、予防療法を行うことで、ある程度コントロールできます。

また、初診の診断が絶対とは限りません。双極症はうつ病と同じ症状があらわれますし、とくに軽躁状態があらわれる双極症Ⅱ型は、医師でも鑑別が難しいことで知られています。治療がうまく進まないときは、診断を見なおすことも必要です。

もちろん、診断は医師の役割です。医師は診断し、薬を処方し、精神療法を行いますが、医師が患者さんを診ることができるのは診察室での限られた時間にすぎません。それまでの人生のなかで、どんなエピソードがあり、どんな生きづらさがあったのかをもっともよく知っているのは患者さんご自身です。患者さん自らが双極症を理解し、主体的に診断、治療に関わるに越したことはありません。「自分の症状は自分でコントロールする」という意識をもっていただくことが回復につながります。医師はそのサポート役です。

実際に多くの方が双極症を上手にコントロールしながら人生を歩んでおられます。本書が双極症の理解と、治療の一助となることを心より願っています。

順天堂大学精神医学講座教授
加藤忠史

CONTENTS

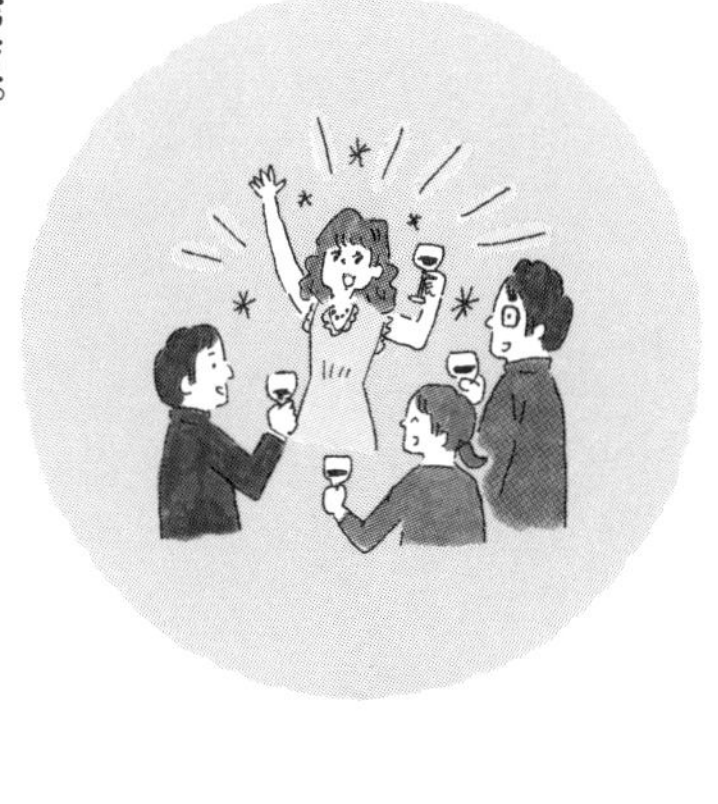

Part2

病気の鑑別
これまでをふり返り、現状を正しく捉えなおす

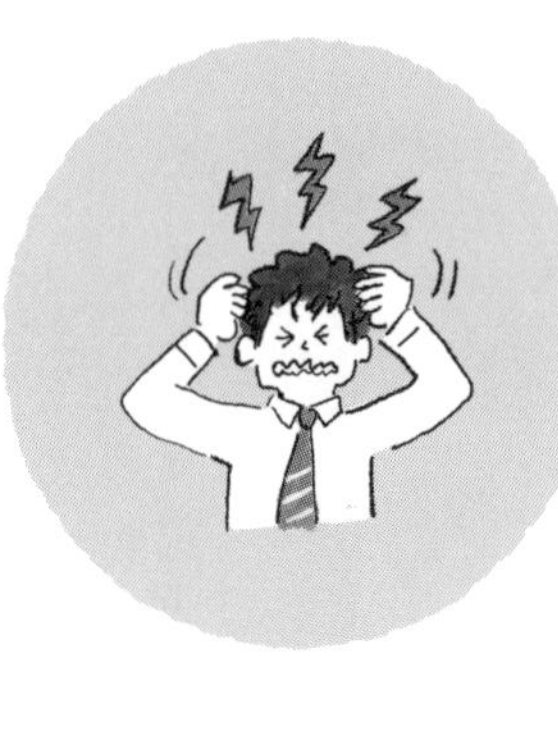

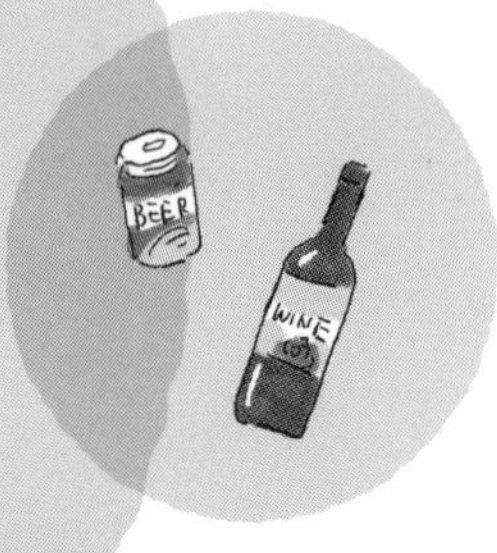

Part3

双極症の治療と受容
自分に合う薬を見つけ、穏やかな状態を続けていく——51

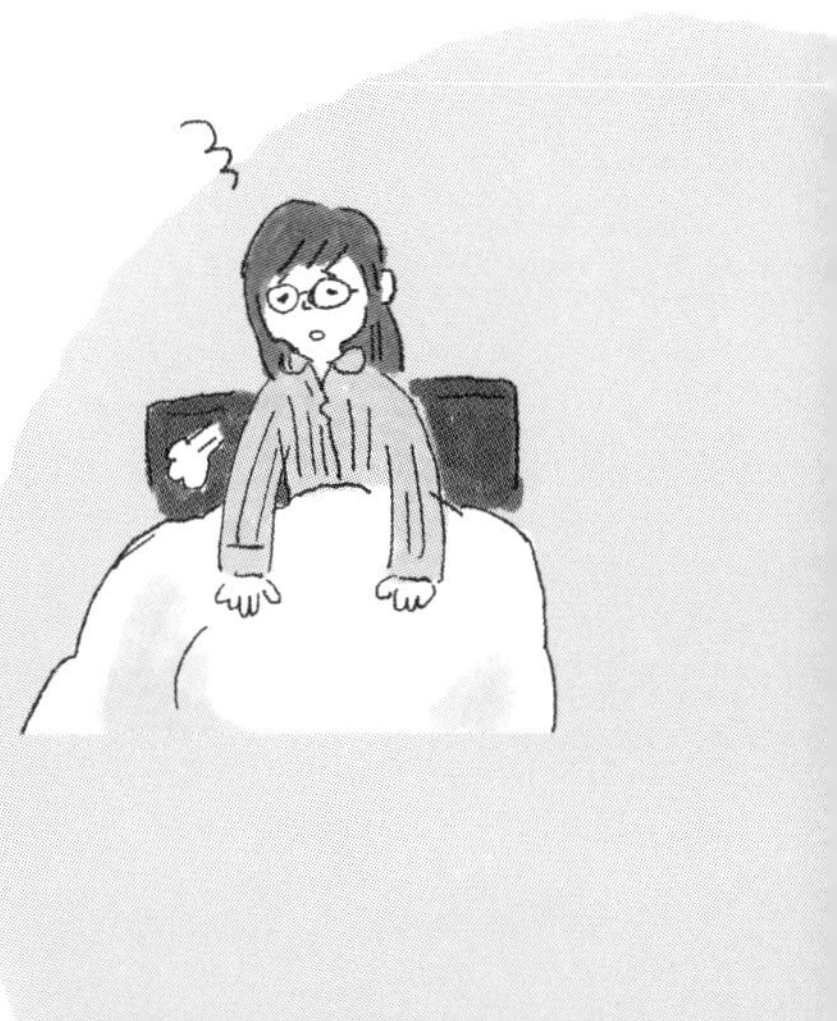

CONTENTS

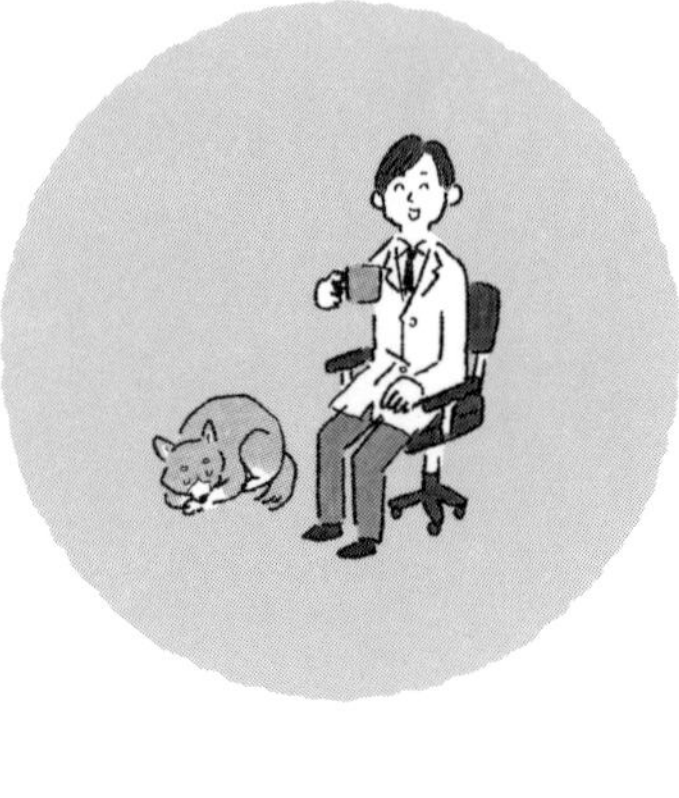

イラスト●伊藤和人
デザイン●酒井一恵

Part1

病気のあらまし

「双極症」と言われたら、まず医師に確認すべきこと

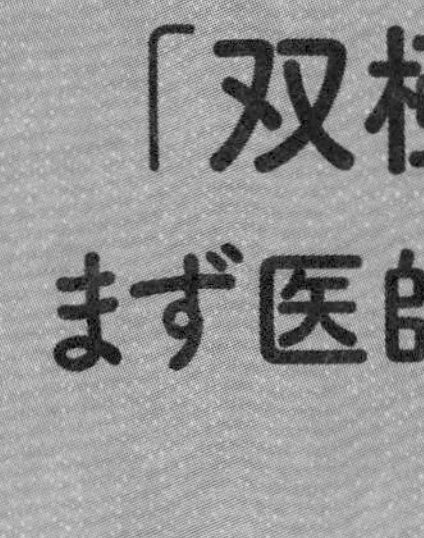

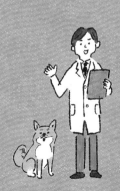

「双極症」と診断され、
どう受けとめたらいいか
戸惑っている人もいるでしょう。
この病気を理解し、治療を進めるにあたり、
診断の詳細について
医師に確認してみましょう。

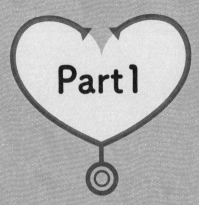

躁状態・軽躁状態と、うつ状態をくり返す

躁うつは自分ではコントロールできない

双極症は躁状態・軽躁状態とうつ状態のふたつの病相（エピソード）をくり返す病気です。社会機能を損なうほどの躁状態があらわれるかどうかで、Ⅰ型かⅡ型かにわかれます。躁状態で始まることもありますが、うつ状態で発見され、過去に躁・軽躁状態があったかどうかを確認することで、双極症と診断されることもあります。

Ⅰ型の症状の波

躁状態がある双極症。急に活動量が増加。気持ちが大きくなり、ギャンブルや無謀な投資、暴力、浮気などでトラブルを起こしやすい。

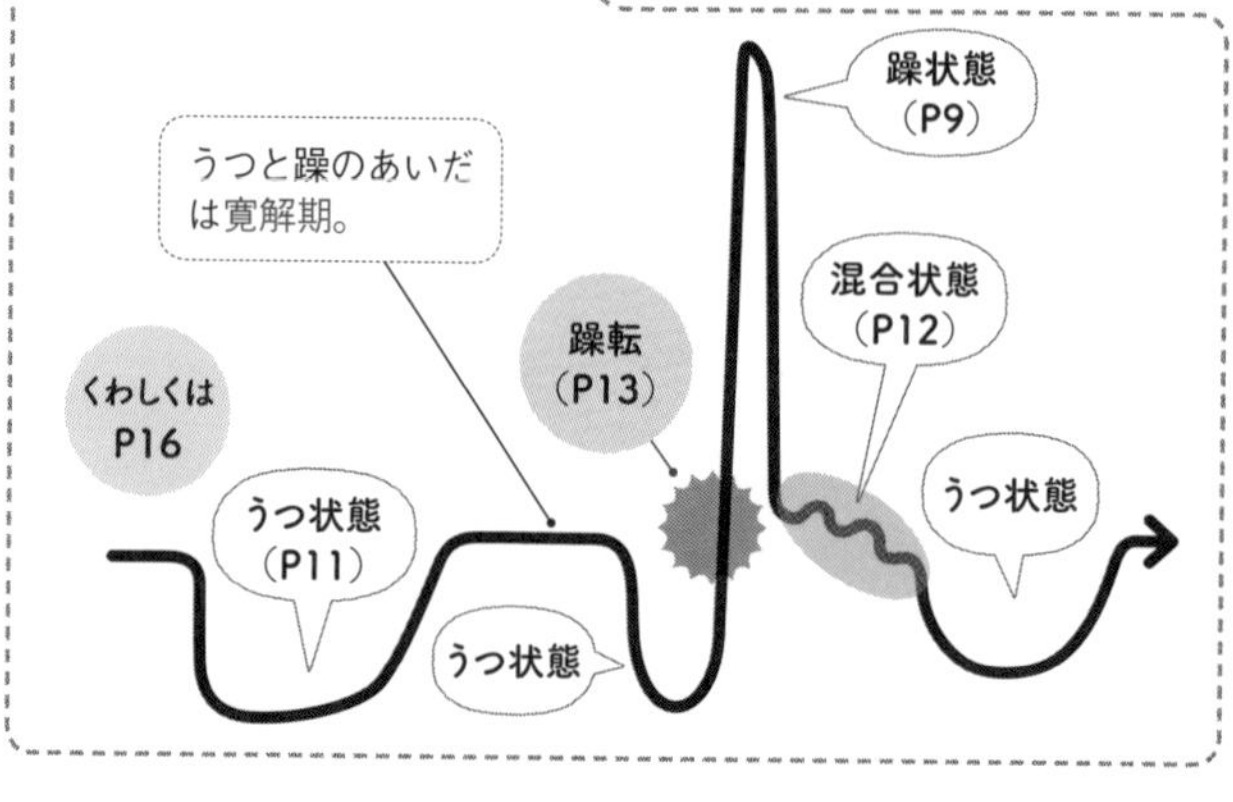

うつと躁のあいだは寛解期。
くわしくは P16
うつ状態（P11）
うつ状態
躁転（P13）
躁状態（P9）
混合状態（P12）
うつ状態

Ⅱ型の症状の波

軽躁状態がある双極症。気分爽快でパフォーマンスが高くなる軽躁が見られるが、それ以外の多くの時間はうつ状態。

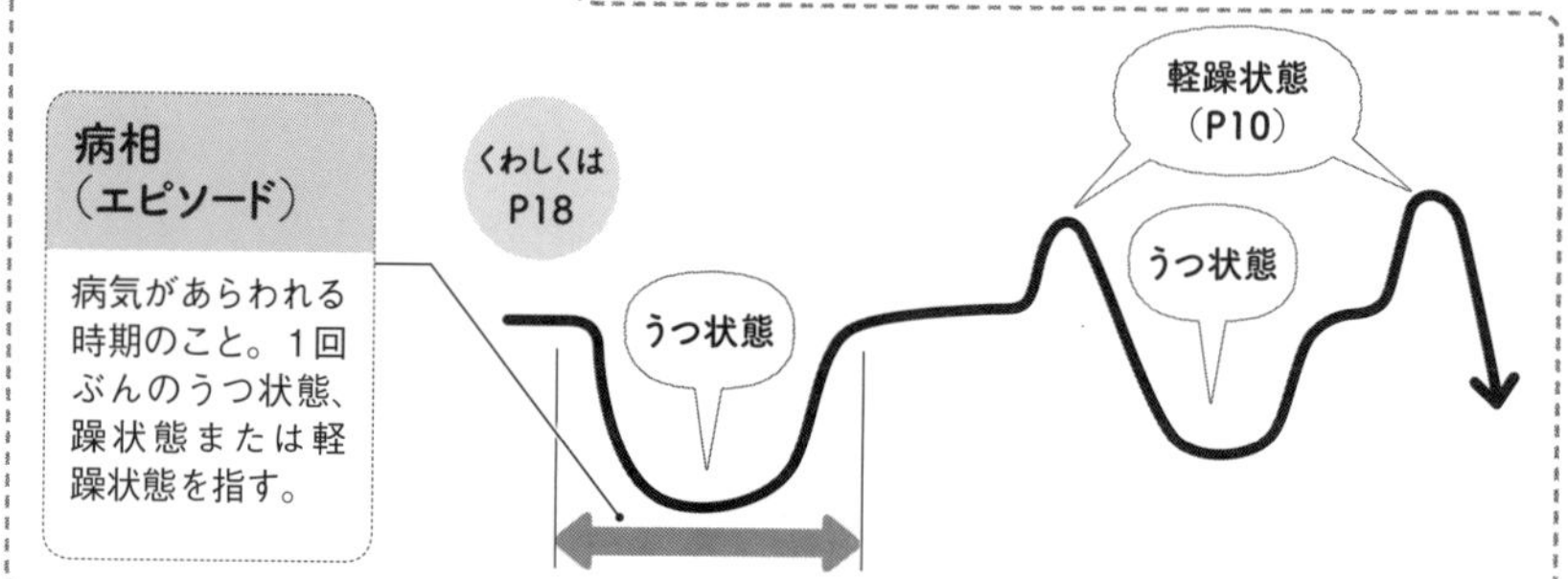

病相（エピソード）
病気があらわれる時期のこと。1回ぶんのうつ状態、躁状態または軽躁状態を指す。
くわしくは P18
うつ状態
軽躁状態（P10）
うつ状態

躁状態 7日以上、ハイテンションが続く

双極症Ⅰ型は躁状態が確認されることで、初めて診断されます。ハイテンションで開放的になり、終始高揚した状態が突然始まり、ほかにも下にあげたような症状が7日以上続く場合をいいます。このときギャンブルや暴力、暴言、無謀な投資など普段は考えられない行動をとり、社会活動や人間関係に支障をきたし、多くのものを失ってしまいます。躁状態の最中本人には病識がありません。症状のあらわれ方によっては、周囲の判断で入院しなければならないこともあります。

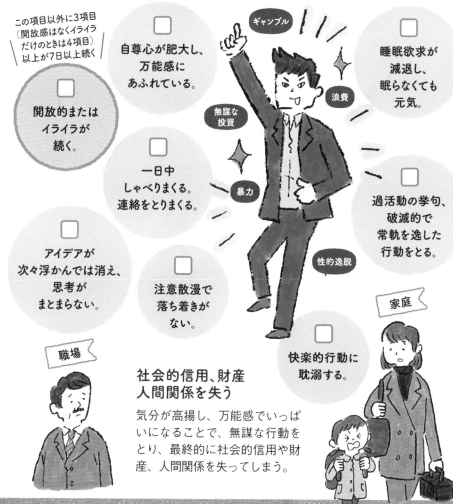

この項目以外に3項目（開放感はなくイライラだけのときは4項目）以上が7日以上続く

- □ 開放的またはイライラが続く。
- □ 自尊心が肥大し、万能感にあふれている。
- □ 一日中しゃべりまくる。連絡をとりまくる。
- □ アイデアが次々浮かんでは消え、思考がまとまらない。
- □ 注意散漫で落ち着きがない。
- □ 睡眠欲求が減退し、眠らなくても元気。
- □ 過活動の挙句、破滅的で常軌を逸した行動をとる。
- □ 快楽的行動に耽溺する。

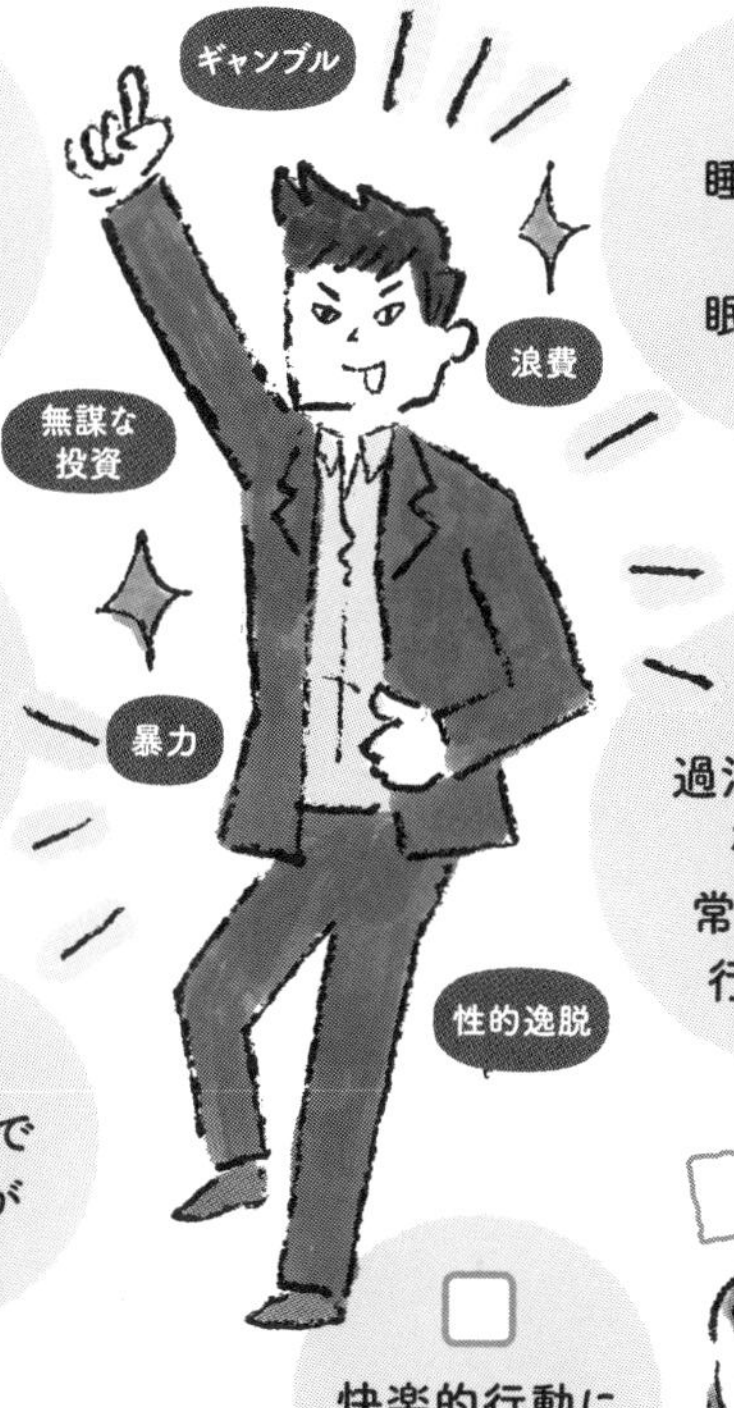
ギャンブル
浪費
無謀な投資
暴力
性的逸脱

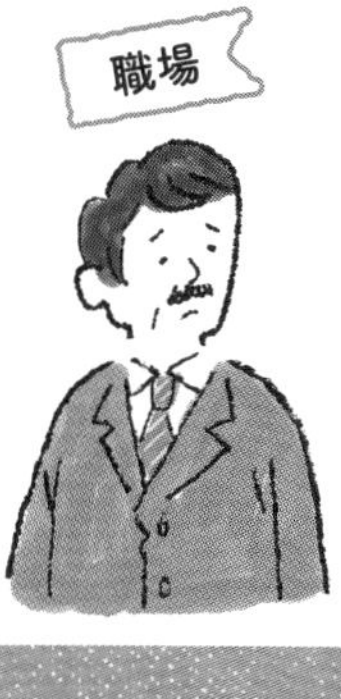
職場

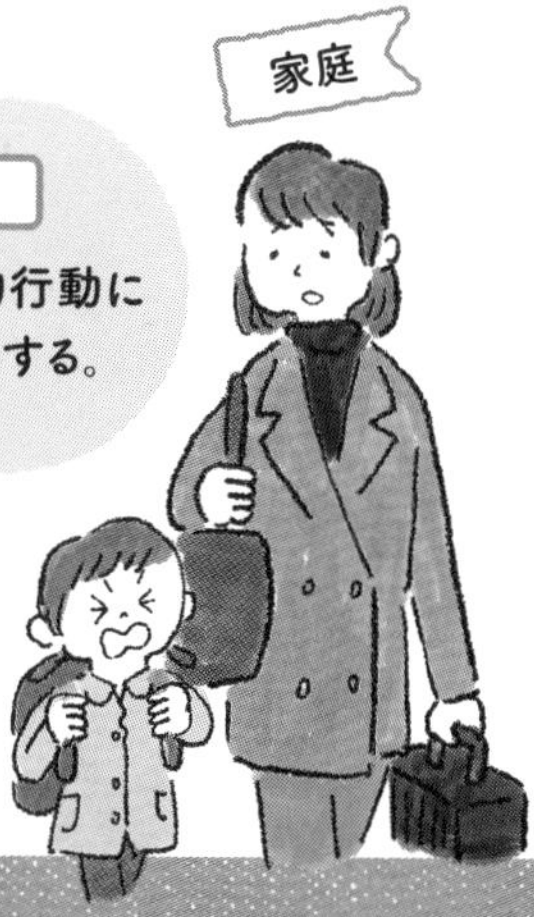
家庭

社会的信用、財産人間関係を失う

気分が高揚し、万能感でいっぱいになることで、無謀な行動をとり、最終的に社会的信用や財産、人間関係を失ってしまう。

軽躁状態

躁状態と似た状態が4日以上続く

躁状態と似た状態が４日以上続くけれど、社会活動や人間関係に支障をきたすほどではない場合を軽躁状態といいます。

躁状態がなく、うつ状態と軽躁状態をともなう双極症はⅡ型と診断されます。Ⅱ型の人はうつ状態が長く続くため、軽躁状態のときは、仕事がスムーズにでき、会話がはずみ、全体的に明るく前向きな気分で過ごすことができます。しかし調子に任せて睡眠不足になり、仕事もプライベートもがんばりすぎて心身をすり減らしていきます。

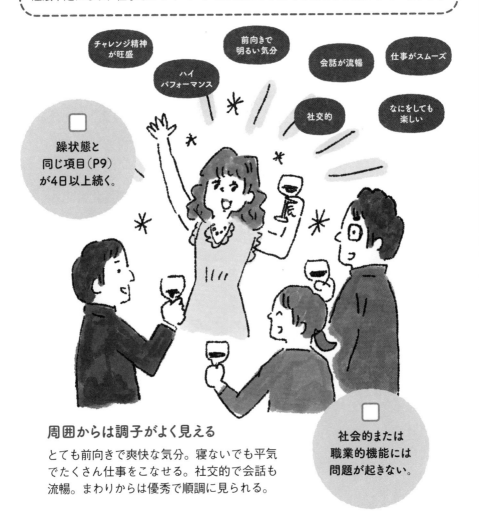

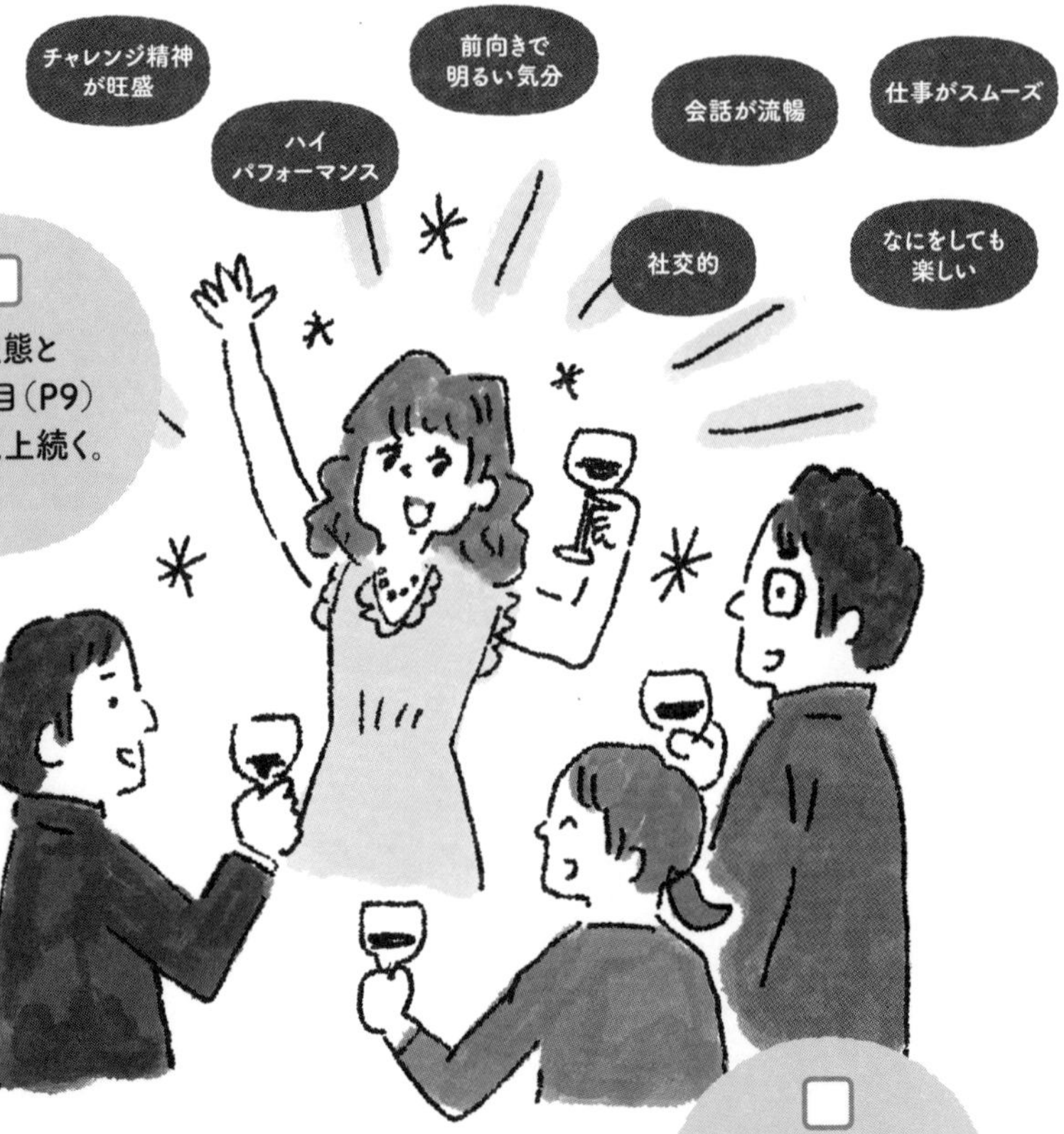
チャレンジ精神が旺盛
前向きで明るい気分
会話が流暢
仕事がスムーズ
ハイパフォーマンス
社交的
なにをしても楽しい

□ 躁状態と同じ項目（P9）が4日以上続く。

周囲からは調子がよく見える

とても前向きで爽快な気分。寝ないでも平気でたくさん仕事をこなせる。社交的で会話も流暢。まわりからは優秀で順調に見られる。

□ 社会的または職業的機能には問題が起きない。

うつ状態 生命感情が低下した状態が2週間以上続く

うつ状態とは、特定のできごとに一時的に反応して生じる情動とは異なります。生命感情が低下した状態が２週間以上続きます。好きなことにも興味がもてず、自分がいけないのではないかという自責感にとらわれます。双極症のうつ状態の場合、Ⅰ型では制止や焦燥といった症状（P42）、精神病症状（P14）、カタトニア（P15）などが見られ、入院が必要となることもあります。Ⅱ型では、強い不安、希死念慮や自殺企図、アルコールの乱用、女性の場合は月経前不快気分をともなうことがあります。

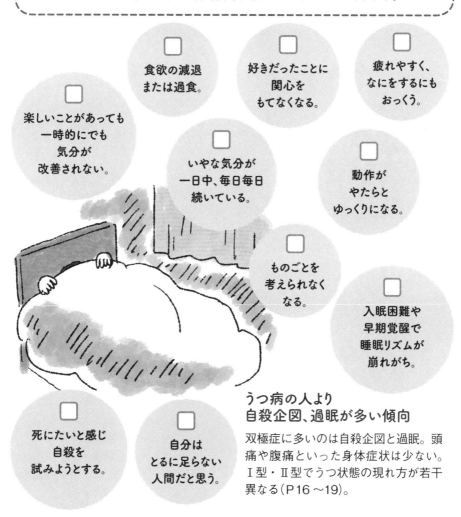

- □ 食欲の減退または過食。
- □ 好きだったことに関心をもてなくなる。
- □ 疲れやすく、なにをするにもおっくう。
- □ 楽しいことがあっても一時的にでも気分が改善されない。
- □ いやな気分が一日中、毎日毎日続いている。
- □ 動作がやたらとゆっくりになる。
- □ ものごとを考えられなくなる。
- □ 入眠困難や早期覚醒で睡眠リズムが崩れがち。
- □ 死にたいと感じ自殺を試みようとする。
- □ 自分はとるに足らない人間だと思う。

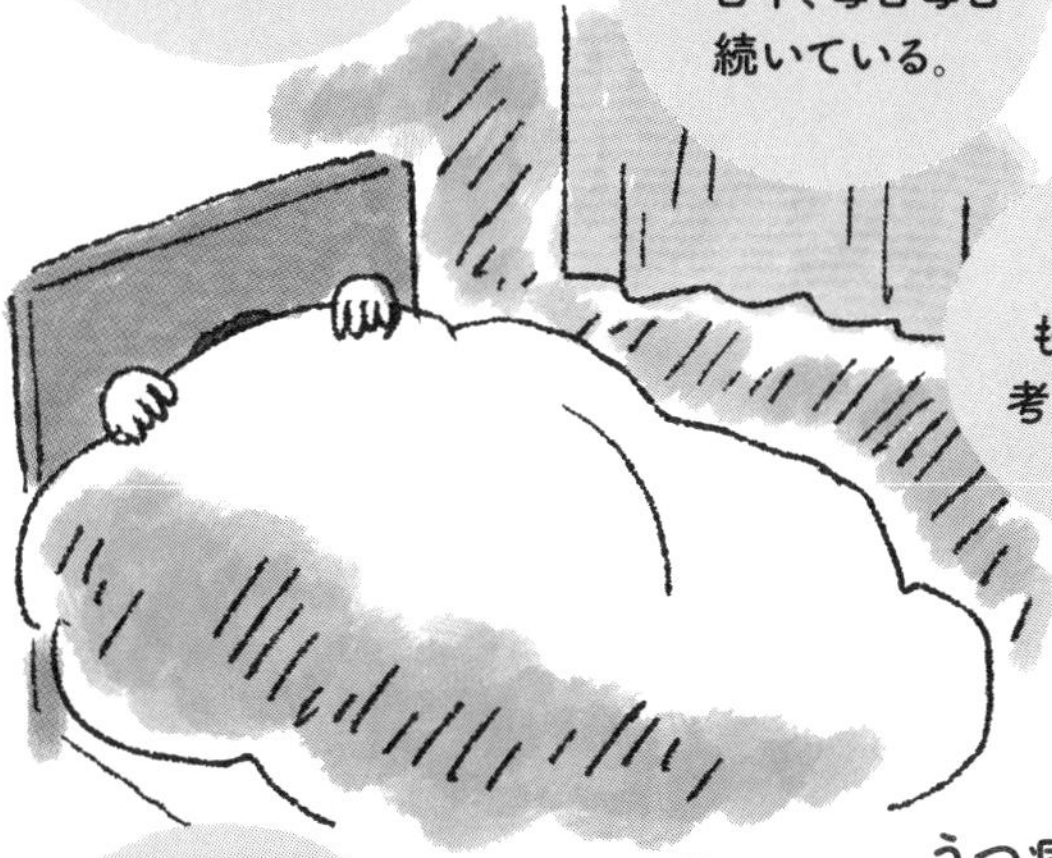

うつ病の人より自殺企図、過眠が多い傾向

双極症に多いのは自殺企図と過眠。頭痛や腹痛といった身体症状は少ない。Ⅰ型・Ⅱ型でうつ状態の現れ方が若干異なる（P16 〜19）。

混合状態　感情と行動がちぐはぐな状態になる

　双極症の基本的な症状を、感情、行動、思考の３つの観点から考えたときに、躁とうつの両方のエピソードが混ざり合い、感情と行動がちぐはぐになることを混合状態（混合性の特徴をともなう抑うつ、または躁・軽躁エピソード）といいます。

　診断上では、躁状態とうつ状態の両方を満たすときには躁状態に分類され、治療しても効果が出にくく、自死のリスクがもっとも高い状態です。

抑うつをともなう躁状態

抑うつなのに
なにかしないではいられない

感情のみが抑うつ的で、思考、行動が躁的な状態。不安でいっぱいなのにそわそわしてなにかしないではいられない。

感情	思考	行動
↓（抑うつ的）	↑（躁的）	↑（躁的）

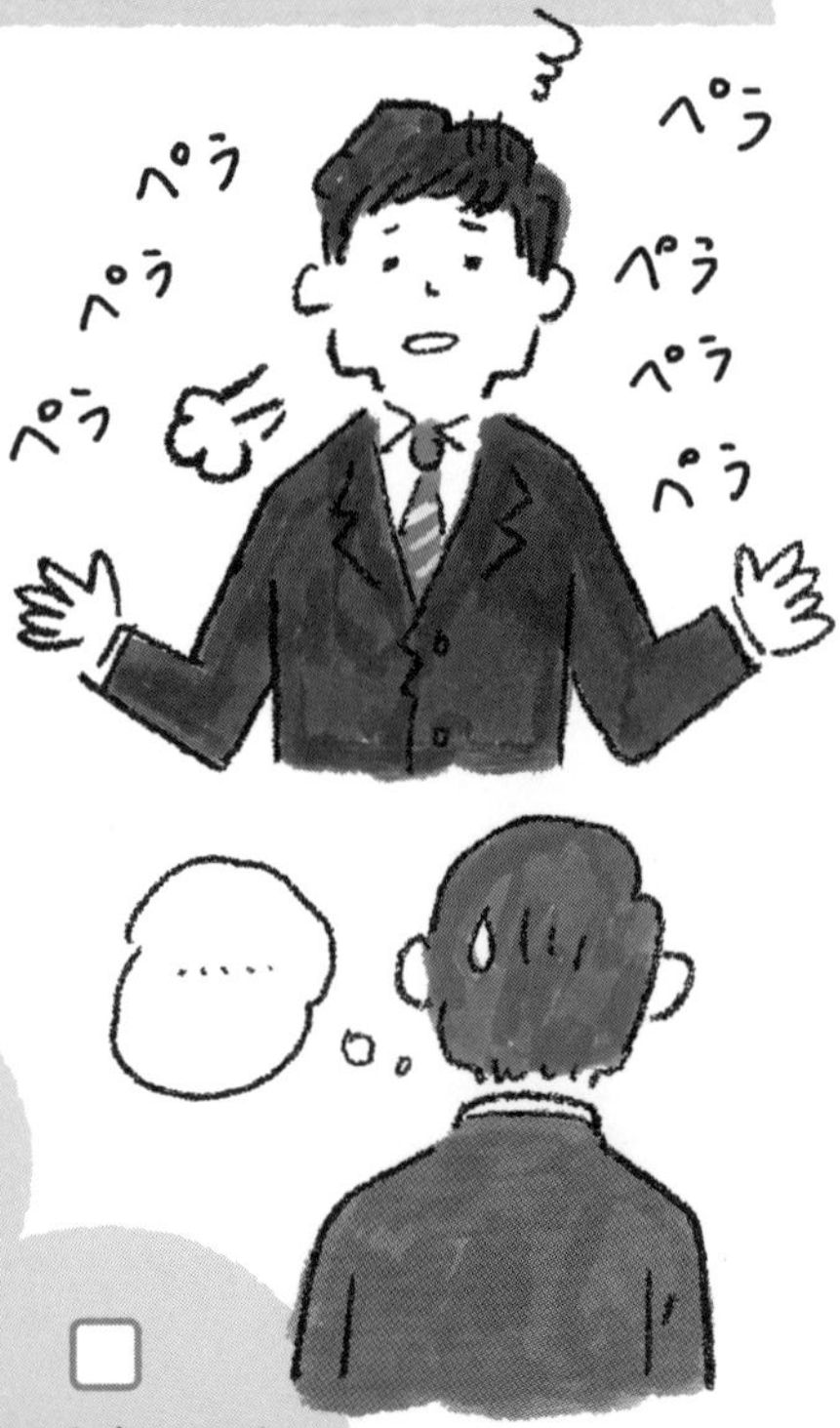

□ 感情面は抑うつ状態。

□ 思考はとりとめなく次々と浮かんでは消える。

□ なにかしないではいられず、行動に移してしまう。

躁をともなううつ状態

感情も思考もネガティブなのに行動が増える

感情、思考は抑うつ的だが行動が躁的な状態。死にたい気持ちを実行に移しかねないため、自殺の危険が高い。

感情	思考	行動
↓ （抑うつ的）	↓ （抑うつ的）	↑ （躁的）

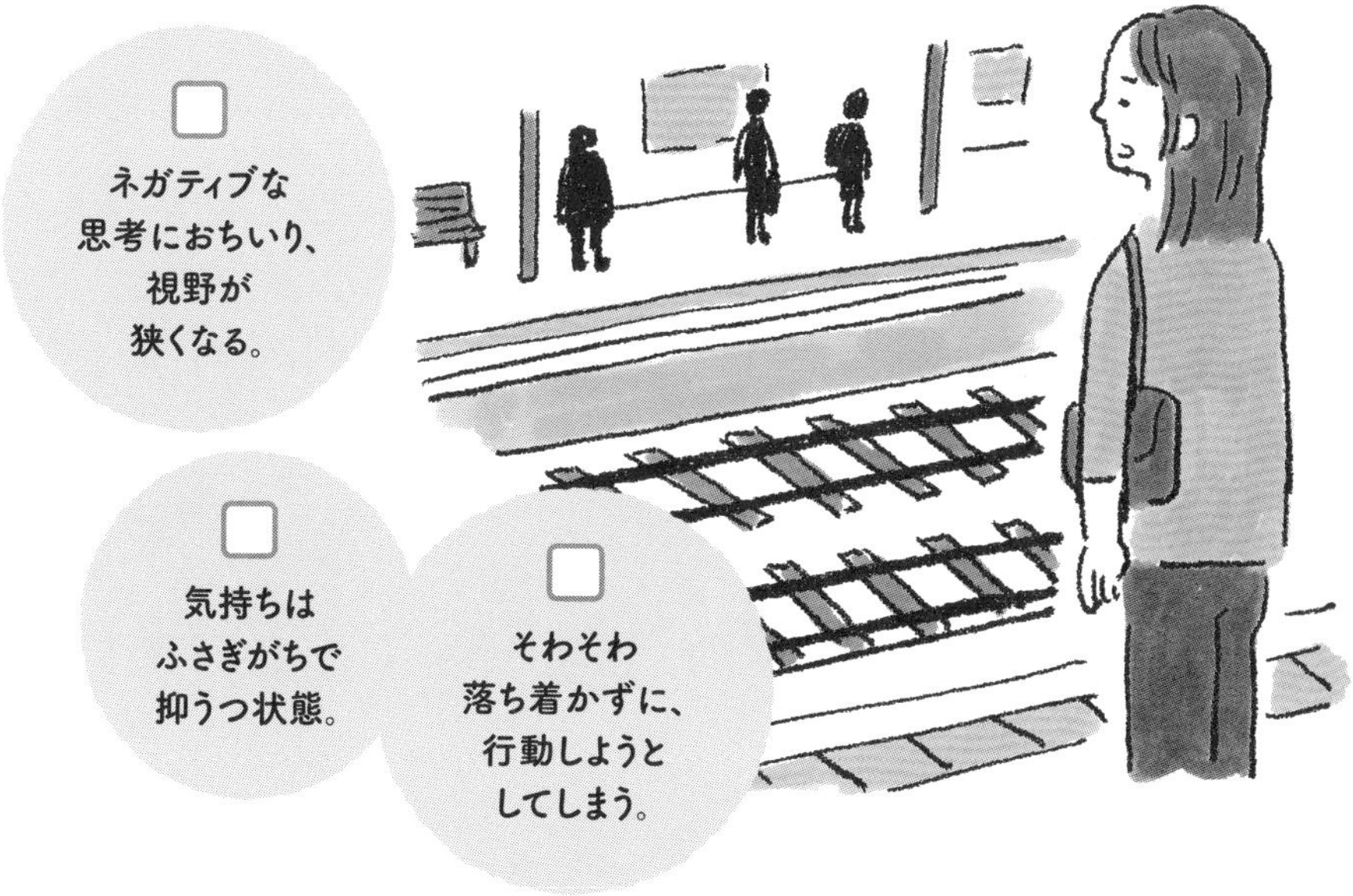

□
ネガティブな
思考におちいり、
視野が
狭くなる。
□
気持ちは
ふさぎがちで
抑うつ状態。
□
そわそわ
落ち着かずに、
行動しようと
してしまう。

躁転　突然起こる反対の症状への移行

　双極症Ⅰ型では躁とうつという正反対の症状が、うつから躁へと唐突にスイッチングすることがあります。うつ状態から躁状態へと、安定した寛解期を経ないで移行することを、「躁転」と呼びます。

　治療をしてもしなくても、このスイッングが起こります。双極症の治療が進み、自分の状態を観察できるようになると、微妙な前兆に気づけるようになります。

重症化

精神病症状　さまざまな妄想があらわれる

精神病症状とは、幻覚や妄想といった現実検討力を失うような症状を指し、統合失調症などで見られます。双極症は通常精神病とは呼ばれません。しかし、重症化すると精神病症状をともなうことがあります。躁状態で半数以上、うつ状態で３分の１から半数近くに見られます。

双極症の場合、幻覚は少なく、多くは妄想という形で生じます。躁・軽躁とうつの病相をくり返すうちに、これらは減少していくといわれています。

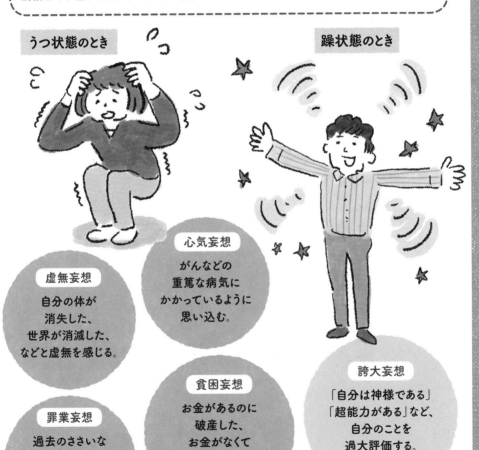

うつ状態のとき

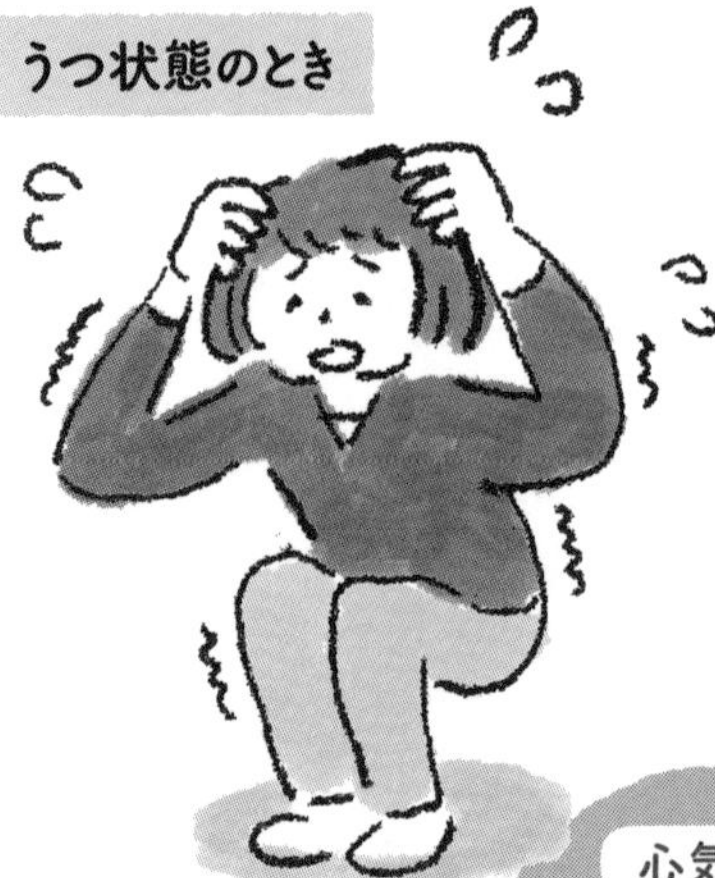

躁状態のとき

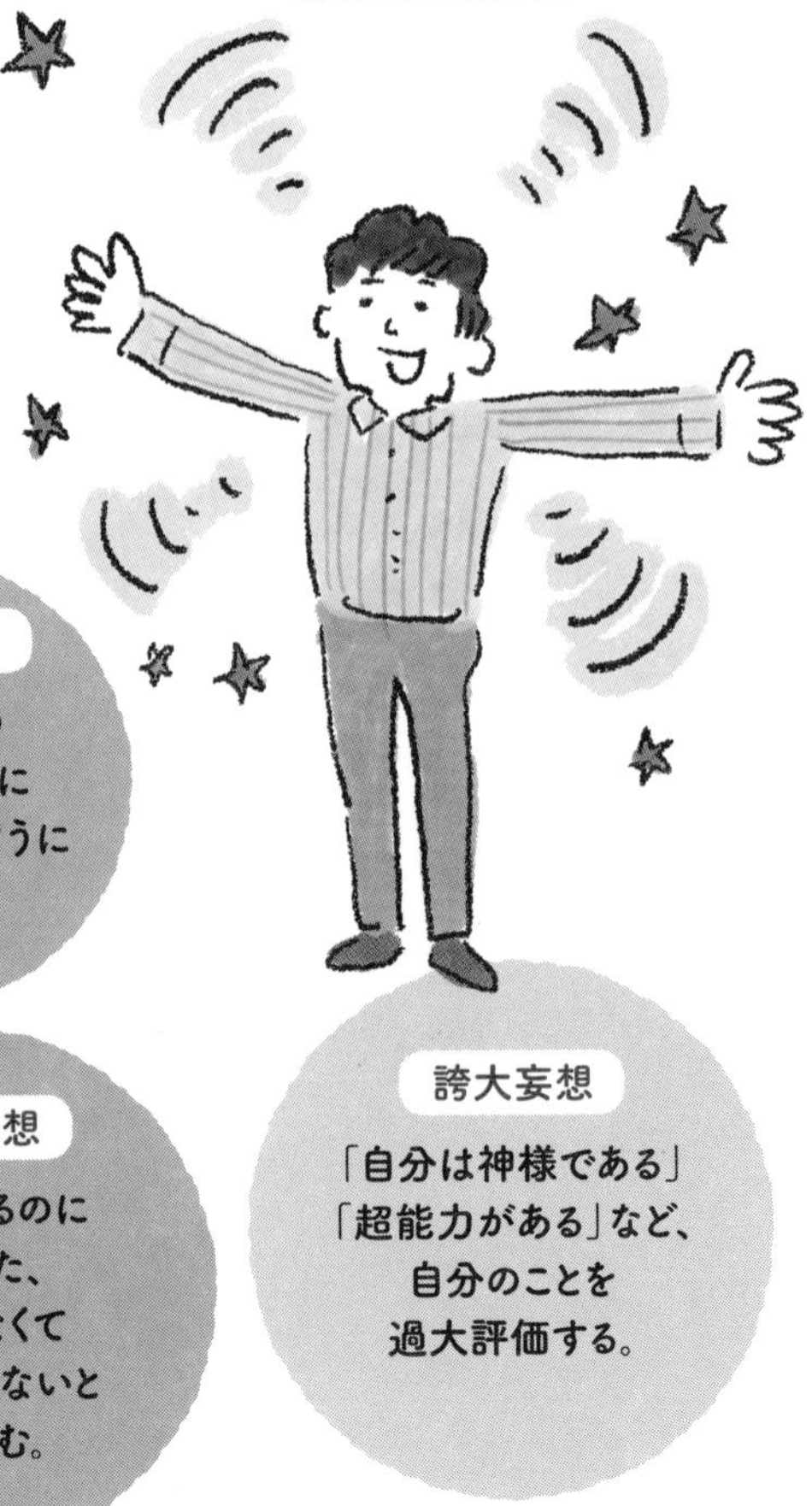

心気妄想

がんなどの
重篤な病気に
かかっているように
思い込む。

虚無妄想

自分の体が
消失した、
世界が消滅した、
などと虚無を感じる。

貧困妄想

お金があるのに
破産した、
お金がなくて
やっていけないと
思い込む。

罪業妄想

過去のささいな
できごとをとり上げ、
重大な罪を
起こしたと
思い込む。

誇大妄想

「自分は神様である」
「超能力がある」など、
自分のことを
過大評価する。

重症化

カタトニア 周囲から見て奇異に感じる行動が見られる

カタトニアは緊張病とも呼ばれ、統合失調症などでもあらわれる症状です。統合失調症のカタトニアとして緊急入院した人のなかに、あとから双極症と診断される人も見られます。

オウム返し、反響動作から、昏迷や、所作のわざとらしさやカタレプシーという受動的にとらされた姿勢のままつっぱって固まってしまうような独特の症状があらわれます。以下の症状が3つ以上認められると、診断されます。

3つ以上の症状があるとカタトニア

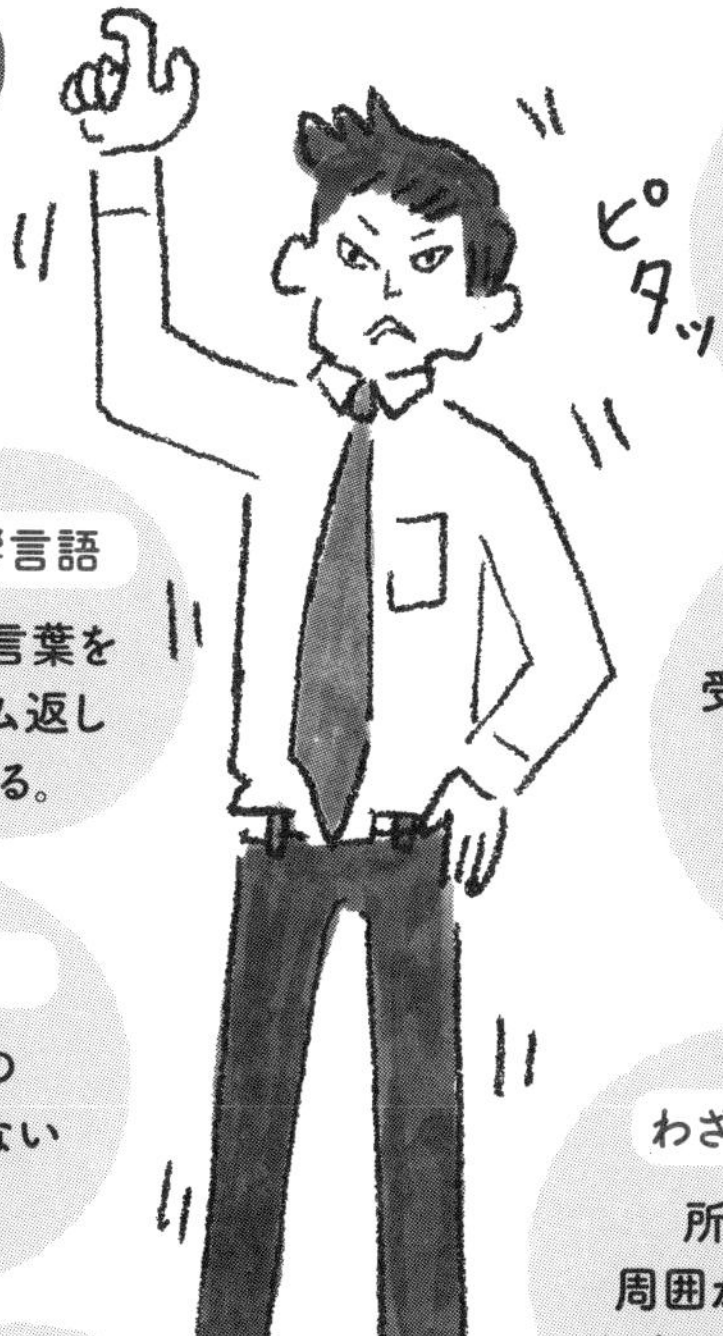

昏迷
自発的に動かず、話しかけても反応がない。

拒絶症
指示に反対したり、無反応だったりする。

反響言語
人の言葉をオウム返しする。

カタレプシー
受動的にとらされた姿勢を重力に拮抗したままでキープ。

姿勢保持
一定の姿勢をとり続ける。

興奮
刺激への反応ではない興奮。

わざとらしさ
所作が、周囲から見るとわざとらしく感じる。

無言症
言語反応が（わずかしか）ない。

蝋屈症
他人が別の姿勢をとらせようとすると、軽い抵抗感がある。

しかめ面
顔がこばわりいわゆるしかめ面に見える。

常同性
同じ動きを目的もなく異常な頻度で反復する。

反響動作
他人の動作をくり返す。

で大きな問題を起こしやすい

最初は躁転のきっかけがあることも。
躁うつをくり返すうちに、
きっかけがなくても
躁状態になるようになります。

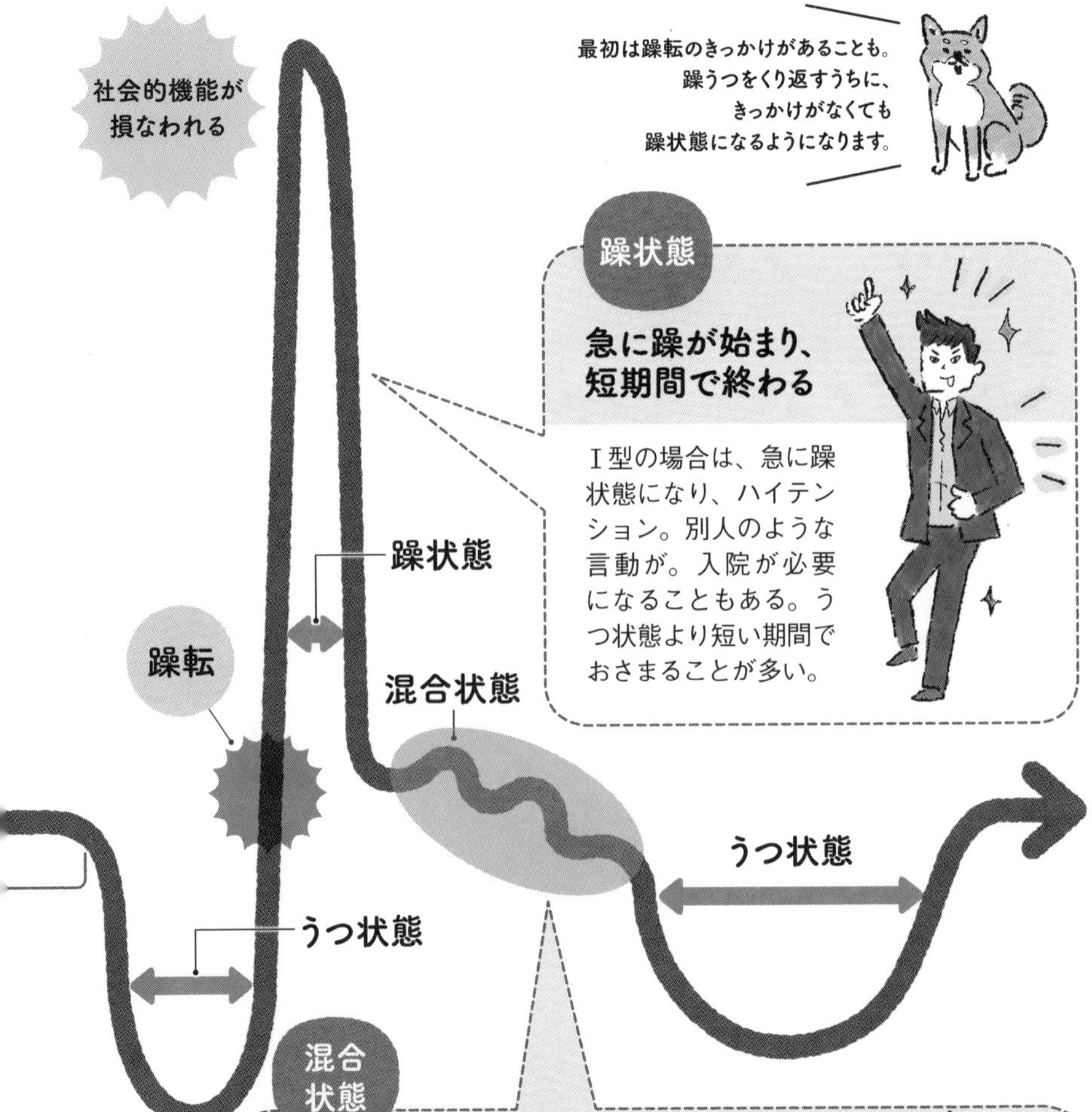

躁状態

急に躁が始まり、短期間で終わる

Ｉ型の場合は、急に躁状態になり、ハイテンション。別人のような言動が。入院が必要になることもある。うつ状態より短い期間でおさまることが多い。

混合状態

躁状態のできごとを思い出し、自殺企図の恐れも

思考は抑うつだが、行動は活動的。躁状態のときにやってしまったことの重大さがわかるようになるため、より気分は落ち込みやすい。自殺の危険が高まる。

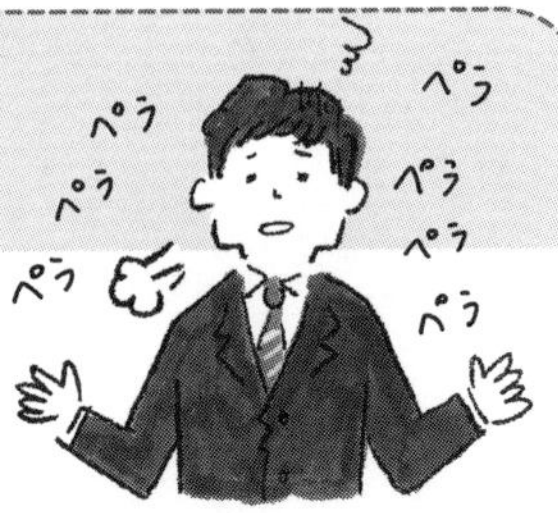

I型　突然躁状態になり、家庭や職場

双極症Ｉ型は、躁状態があらわれるのが特徴。躁状態はうつ状態に比べて短期間ですが、家庭や職場でそれまでになかったトラブルを起こし、破産、離職、犯罪などにより社会的機能が損なわれることが少なくありません。

本人は自分が躁状態だったことに気づかないこともしばしばです。

うつ状態も訪れます。再発までの期間は年単位のこともありますが、治療をしなければ躁とうつをくり返します。

うつ状態

I型でもII型でも見られる

重症だと起き上がることができなかったり、精神病症状（妄想・P14）やカタトニア（P15）があらわれたりすることも。うつ状態はII型に比べると短い傾向がある。

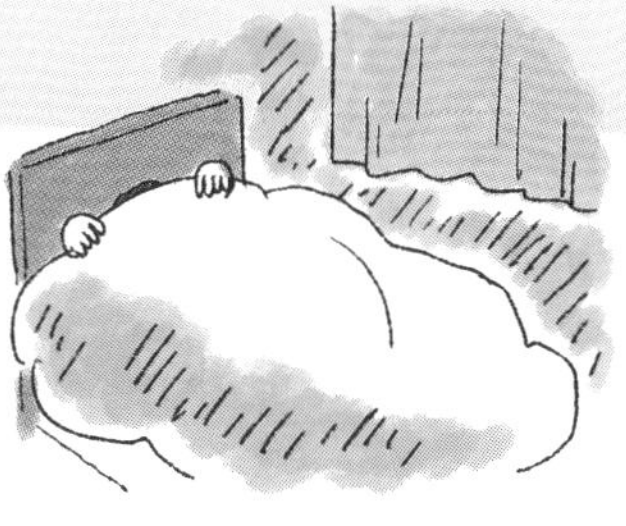

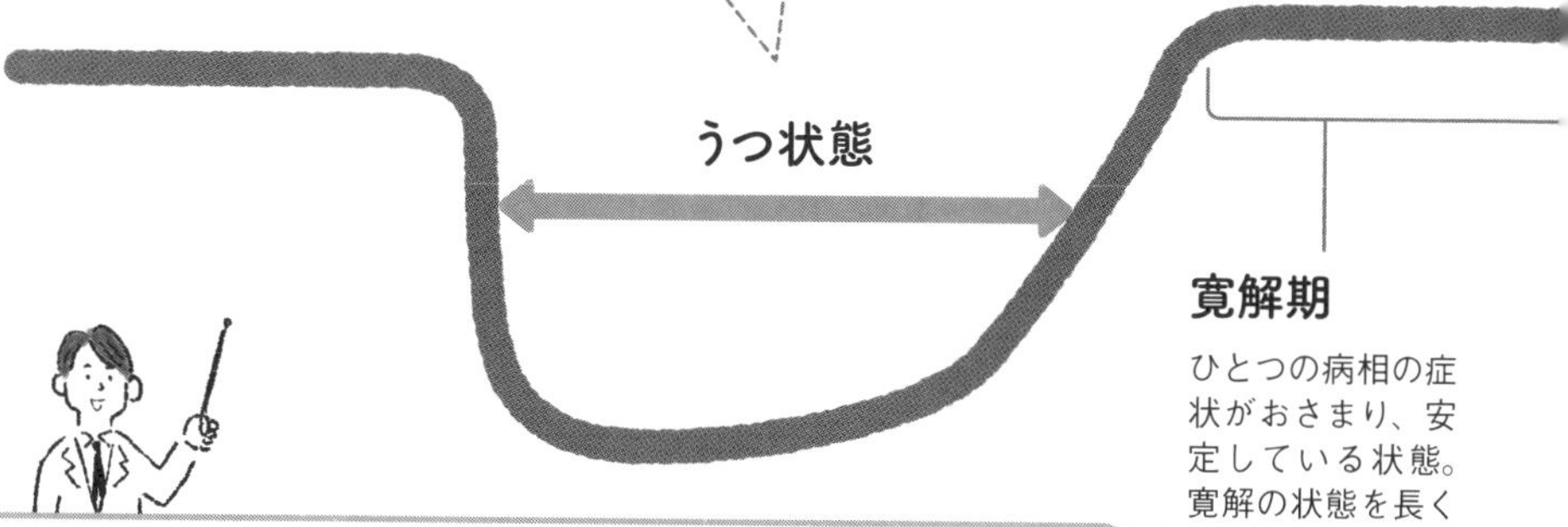

寛解期

ひとつの病相の症状がおさまり、安定している状態。寛解の状態を長く続けることが治療の目標。

●本人がつらいのはうつ状態

躁状態のときは調子がよく、病気の認識（病識）はもちにくいのです。患者さんが困るのは、うつ状態におちいったとき。

ただ、この段階で過去に明らかな躁・軽躁のエピソードが確認できなければ、うつ病など別の病気と診断されることもあります。

多くの期間をうつ状態で過ごす

双極症の各症状の期間の占める割合

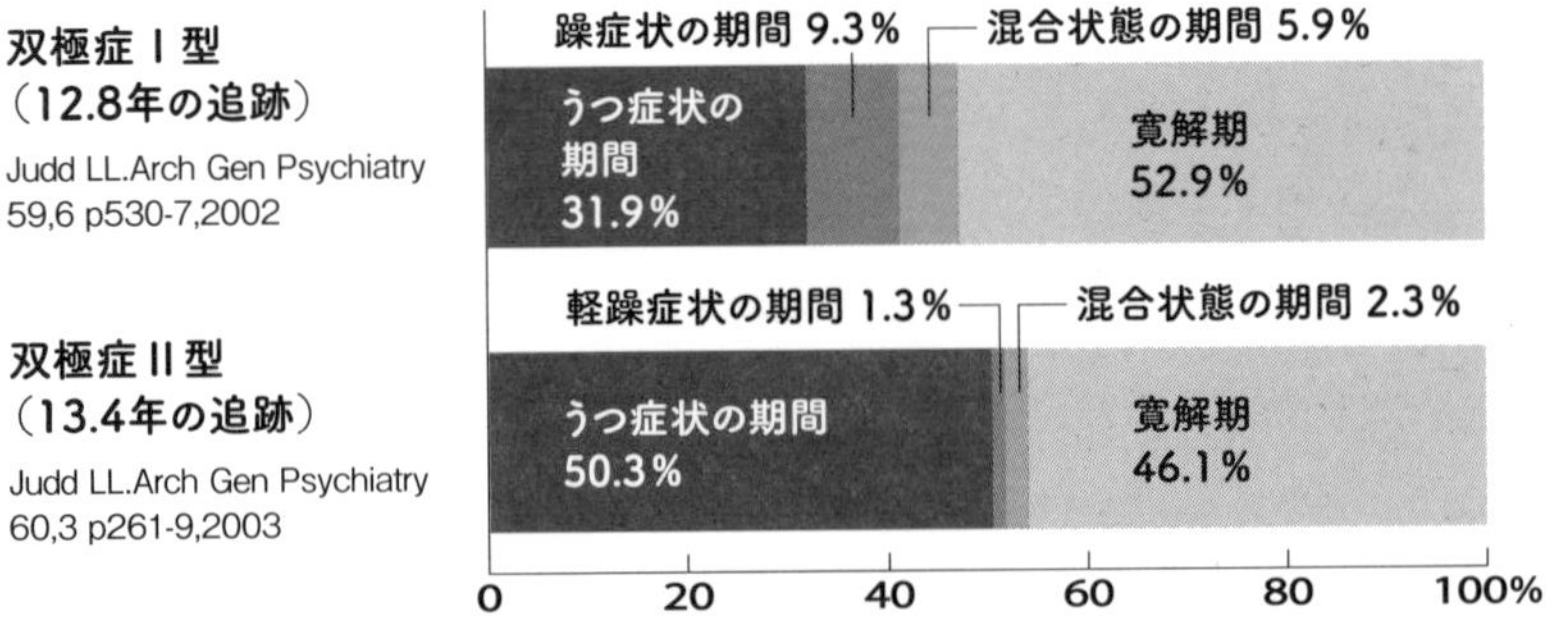
双極症 I 型
（12.8年の追跡）
Judd LL.Arch Gen Psychiatry
59,6 p530-7,2002
躁症状の期間 9.3％
混合状態の期間 5.9％
うつ症状の期間 31.9％
寛解期 52.9％
双極症 II 型
（13.4年の追跡）
Judd LL.Arch Gen Psychiatry
60,3 p261-9,2003
軽躁症状の期間 1.3％
混合状態の期間 2.3％
うつ症状の期間 50.3％
寛解期 46.1％
0
20
40
60
80
100％

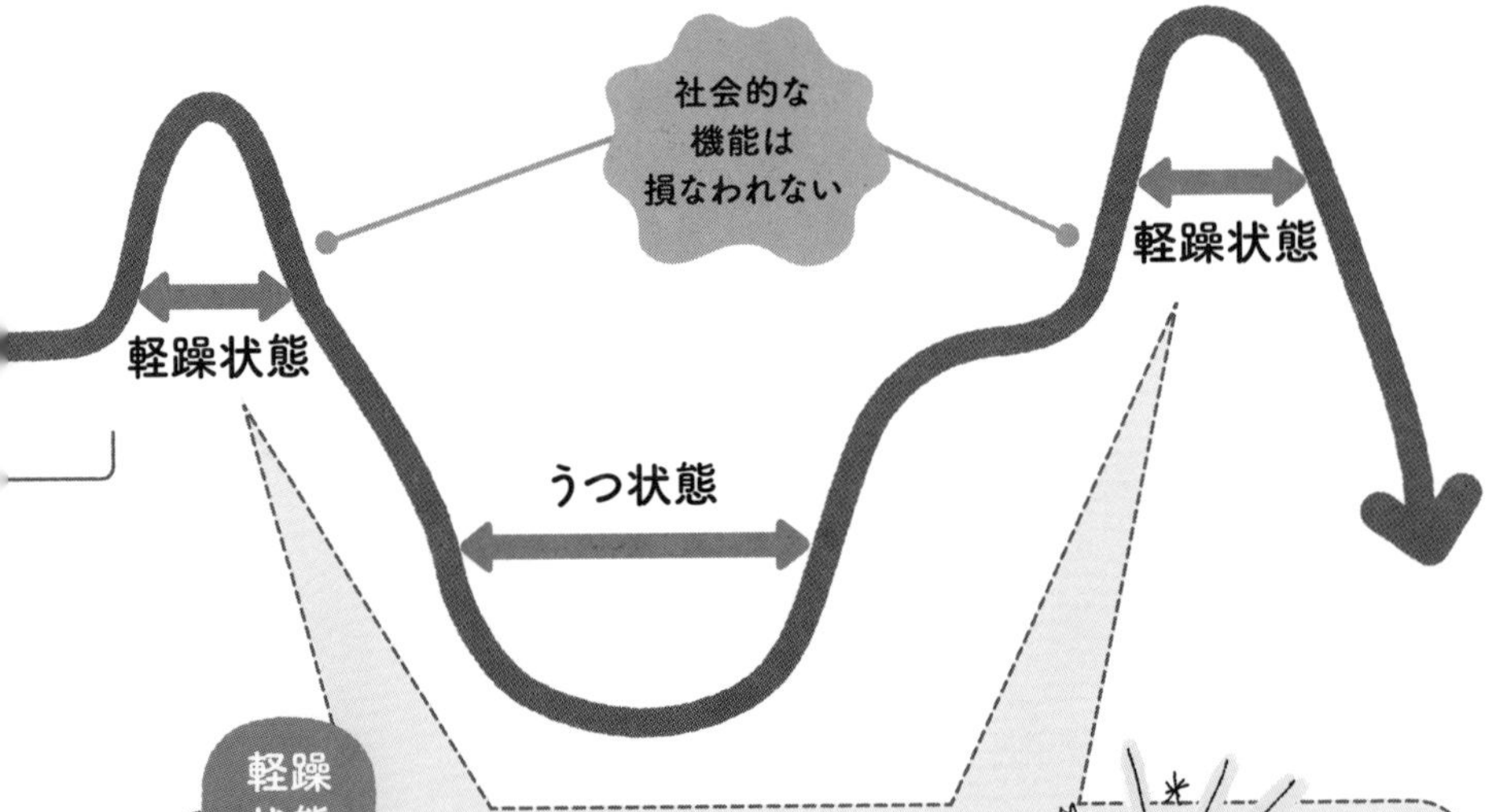
社会的な
機能は
損なわれない
軽躁状態
うつ状態
軽躁状態

軽躁状態

すべて順調で周囲の評価も高まる

Ⅱ型の人が、軽躁状態になるといろいろなことがスムーズにできるようになり、周囲の評価は高まる。自分も周囲もそれが双極症の症状とは気づきにくい。

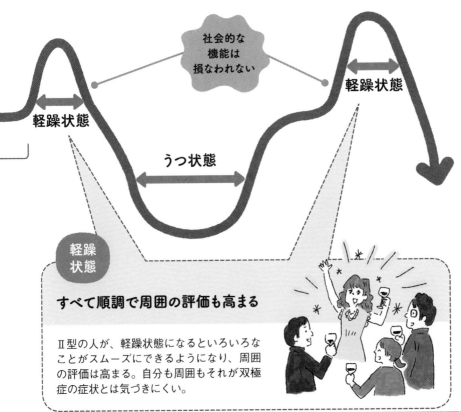

Ⅱ型 快調な軽躁状態、それ以外は

双極症Ⅱ型は、社会機能を損なうほどではない軽躁状態があらわれ、それ以外の多くの期間をうつ状態で過ごすのが特徴です。双極症の追跡調査で、Ⅰ型の抑うつ症状をともなう期間の合計が 12.8 年間のうち約３割だとすると、Ⅱ型では 13.4 年間のうち約５割を占めることがわかっています（右図参照）。

ほかの病気との鑑別はしばしば困難。双極症の診断を受けていても、ほかの病気が隠れていることもあり、注意が必要です。

うつ状態

Ⅱ型はⅠ型よりも長期間

基本的にはⅠ型と同じだが、うつ状態の病相は長く年単位になることもある。

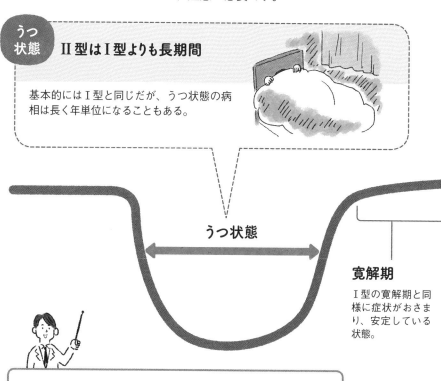

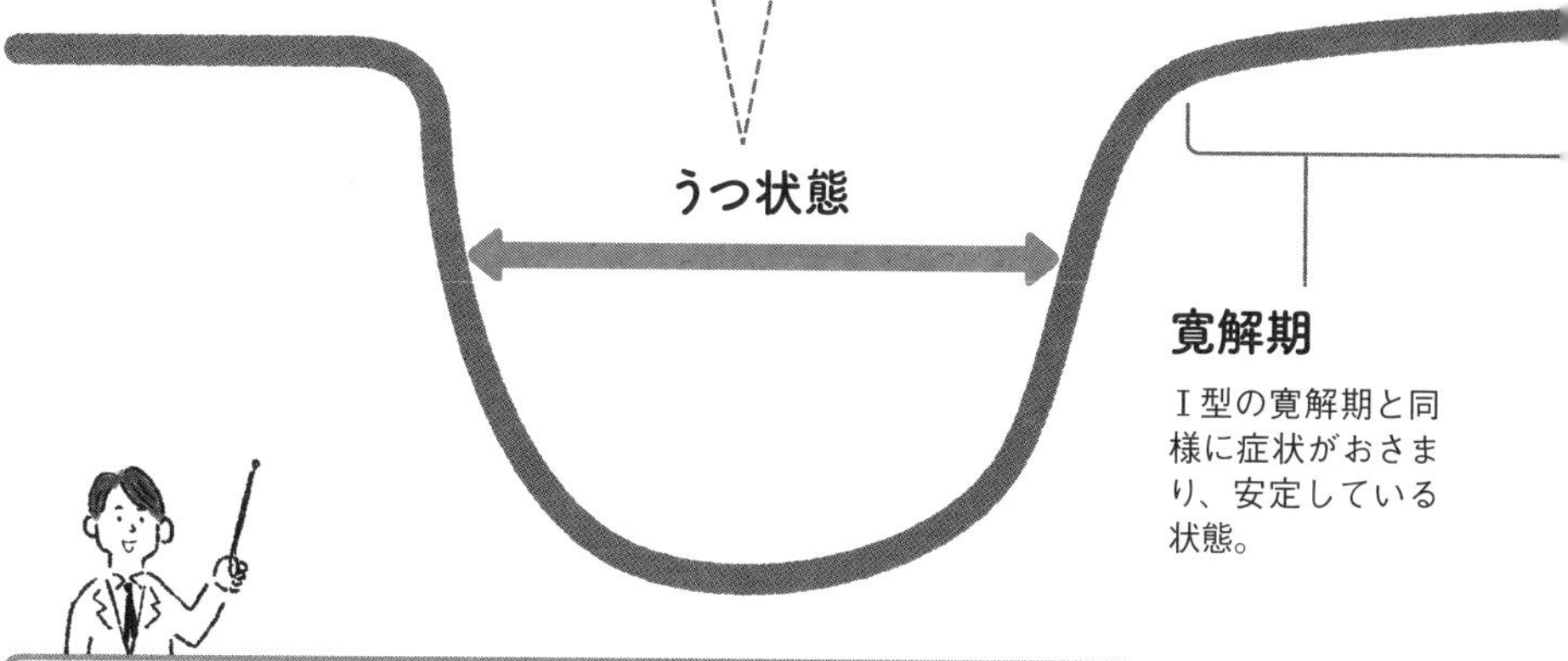
うつ状態
寛解期
Ⅰ型の寛解期と同様に症状がおさまり、安定している状態。

●うつ病と誤診されることもある

双極症Ⅱ型の場合、軽躁状態に気づかれずにうつ病と診断されることも。うつ病の治療を長く続けていても改善が見られないときは、双極症を疑う必要があります。

双極症とは

100人にひとり弱の割合で発症。病識がもてず治療継続が困難

双極症は１００人にひとり弱という高い割合で見られる病気ですが、専門医でも診断するのが難しく、治療が遅れてしまうことがあります。

I型では、社会的信用を失うことも

「双極」という名の通り、双極症にはうつ状態と躁、または軽躁状態の双方があらわれます。躁・軽躁のときは病気の自覚がもてないため、たいていうつ状態で受診します。このときに「うつ病」と診断されることも多いのです。うつ病と双極症のうつ状態では治療法が異なります。正しく診断され、治療にたどりつくことで、ある程度症状をコントロールしていくことができますが、発見が遅れると治療に時間がかかります。

Ｉ型の場合、激しい躁状態が訪れると、家族や友だちとの関係が壊れたり、社会的信用を失ったりして、著しく社会機能を損なうことがあります。人生を立てなおすことさえ難しくなってしまう人もいます。

精神を診る医療機関、精神科医にかかる

精神的な不調を感じたら、「精神科」「精神・神経科」「メンタルクリニック」などをかかげる医療機関を受診します。

心療内科は、本来は精神的な不調にともなう身体疾患を中心に診る内科医が担当するもの。双極症の場合、日本精神神経学会が認定する「精神科専門医」、厚生労働省が指定する「精神保健指定医」のいる医療機関へ。I型で入院が想定される場合は、精神科病院のほうがベターです。

また、双極症と診断されても、正しく自分の状況を受け止められず、治療に消極的な人も。双極症の原因、治療法の研究は進んでいますが薬物療法に納得できず、「副作用が出ていやだ」と、自己判断で治療を中止する人もいます。

いまの診断が絶対というわけではない

双極症は、躁、または軽躁状態とうつ状態が確認できて初めて診断に至ります。それぞれの症状に対する診断基準は確立しています。しかし、医師が本人との短時間の面接でそれを探り当てるのは難しいのです。大学病院には、別の医療機関を経て、紹介状を持参して受診される患者さんがいらっしゃいます。時間をかけて構造化面接（一定のマニュアルに沿って面接・評価する）や検査をすると、双極症と診断されているのにうつ病、うつ病と診断されているのに双極症と診断が変更になるケースが少なからず見られます。

最初に「双極症」と診断されたからといって、100％確定的なものではありません。患者さん自らが双極症の複雑さを理解し、主体的に診断、治療に参加してください。そうすることで、早期に正しい治療を開始することができます。

専門医の調べ方

精神保健指定医

精神保健福祉法にもとづく制度。厚生労働省により認定され、患者さん本人の意思によらない入院や、一定の行動制限を、人権に配慮しながら行うことができる。医療機関のHPなどで確認。

保健所・精神保健福祉センター

住まいのあるエリアの保健所や、各都道府県・政令指定都市に設置されている精神保健福祉センターに問い合わせると、地域の医療情報を教えてくれる。

精神科専門医

６年制の医学部を卒業し、２年間の初期研修と３年以上の専門研修を受け、専門医試験を通過した医師が取得できる。

●**公益社団法人日本精神神経学会**

□専門医・指導医を検索する

URL https://www.jspn.or.jp/modules/senmoni/

診断の実際

Ⅱ型の登場で双極症の診断は困難になった

双極症にはⅠ型とⅡ型があります。しかし、医師が、患者さんにⅠ型かⅡ型かを伝えるとは限りません。

とくにⅡ型の軽躁エピソードは確認しにくい

まず過去に躁状態があれば双極症Ⅰ型と診断されます。一方、Ⅱ型の診断には、軽躁状態とうつ状態が必要です。

当初の双極症はいまでいうⅠ型でした。ところが精神疾患の診断基準ＤＳＭ-Ⅳ（アメリカ精神医学会・２０００年）から、入院を要するほどではない軽躁状態とうつ状態がくり返されるケースが、Ⅱ型と分類されるようになりました。

このとき難しいのが「軽躁状態」。入院するほどの躁状態があればⅠ型と診断でき、Ⅰ型について医師による判断の違いはあまりありません。

一方「軽躁状態」の判断は医師によって見方がわかれます。現在用い

アメリカ精神医学会の診断基準DSMにおける診断基準の変遷

DSM-Ⅲ　1980年

感情障害のひとつに

1980年、アメリカ精神医学会により客観的な指標・診断基準を一定条件満たすかどうかで診断する操作的診断基準が導入。DSM-Ⅲでは双極症は感情障害のひとつに含まれた。

DSM-Ⅳ　2000年

Ⅱ型が独立したが、鑑別は困難

「特定不能の双極性障害」という項目に含まれていた双極Ⅱ型障害が独立。入院の必要がない程度の双極症もⅡ型と診断されるようになった。ただ。診断信頼性は低く、うつ病や気分変調症などとの鑑別は難しかった。感情障害という名称の「気分障害」への変更にともない、そのひとつに含まれた。

られるDSM-5-TRでは、Ⅱ型の軽躁状態は4日以上続くとされています。しかし過去の様子を尋ねても、本人もよく覚えていないことがあります。家族や友だちから間接的に聞いても、実際にどうだったのか正確に把握することは困難です。つまり、Ⅱ型診断の決め手となる過去の軽躁状態を、現在の話だけを頼りに確認すること自体が非常に難しいのです。そのためか、Ⅰ型、Ⅱ型と特定せずに「双極症」とだけ診断される場合も少なくありません。

初診では診断をつけない医師も

また、実際の診断の仕方は医師によってもさまざまです。

たとえば「初診で診断をつける必要はない」「何回か診察しながら、少しずつ診断する」という方針の医師もいるようです。ただ、そういう場合でもほとんどの医師はなにかしらの薬を処方しますので、処方された薬が双極症に使ってよい薬なのかどうかは注意が必要です。

本来、精神科やメンタルクリニックの初診は、問診に時間を要し、30分から1時間程度かかるものです。しかし、さまざまな事情からそこまで時間を割けない医療機関も多く、おおまかな診断で治療が始まることもあります。

DSM-5　2013年

❶気分障害から独立

脳画像検査やゲノム研究などにより、DSM-Ⅲ登場以前に混同されていた統合失調症との共通性が見いだされるように。気分障害から独立した。

❷混合状態の診断法が変更

躁とうつ両方のエピソードを満たさなくても、どちらかのエピソードのなかに混合性の症状（P12）があれば診断されるようになった。

❸躁病エピソードの厳密化

活動性・活力の亢進、ほぼ毎日、一日の大半において持続することが明記された。小児・思春期の双極症が過剰診断されることを防ぐため、安易に躁病だと診断されないようになった。

一生治らない病気だと思い込む前に

双極症は、ひとつの病相が数年続いたり、病相をくり返したりすることもありますが、いったん症状が落ち着けば、寛解します。

完全に病気が治ること（完治）にこだわるばかり、「一生治らない病気」だと誤解する人もいます。

でも、治療によって寛解状態を保ち落ち着いて暮らしていければ、ほぼ治ったといってもよいくらいです。

また、初診の診断は絶対というわけではありません。なかなかよくならないときは、診断を見なおす必要があります。医師とのやりとりから、どのような経緯で「双極症」と診断されたのかをふり返ってみましょう。もし双極症と診断されたといってもＤＳＭ－５－ＴＲなどの診断基準にもとづいてⅠ型、Ⅱ型と診断されたわけではないなら、暫定的な診断である可能性もあります。

医師に診断の根拠などを聞いたら「気をわるくされないか」と質問を遠慮する人もいるかもしれませんが、「医師が自分の症状をどう解釈しているか」や「どのくらい確実に診断できるのか」は、知っておいてもよいかもしれません。

DSM-5 2013年

❹不安性の苦痛も双極症

以前から不安障害と双極症の併発が指摘されていた。DSM-5では、不安も双極症の症状のひとつと捉えられるようになった。

DSM-5-TR 2022年

双極性障害から双極症へ訳語変更

DSM-5の改訂版「DSM-5-TR」がリリース。日本語版では、双極性障害から双極症へ、病名の訳語が変更されている（P32）。

DSM-5-TR の診断基準

躁エピソード

A. 気分が異常・持続的に高揚し、開放的、易怒的。
加えて活動または活力が異常かつ持続的に亢進。
普段とは異なる期間が1週間、ほぼ毎日、一日の大半において
持続（入院治療が必要な場合は期間は問わない）。

B. AとともにP9に示した症状が3つ（気分が易怒的の場合は4つ）以上持続。
普段の行動とは明らかに異なった変化を示す。

C. 社会的機能に著しい障害を引き起こしている。あるいは他人に害を及ぼすために入院が必要。または精神病症状（P14）をともなう。

D. 本エピソードは薬物などの物質の生理学的作用・ほかの医学的状態によるものではない。

軽躁エピソード

A. 躁エピソードのAが4日間、ほぼ毎日、一日の大半において持続。

B. AとともにP9に示した症状が3つ（気分が易怒的の場合は4つ）以上持続。
普段の行動とは明らかに異なった変化を示す。

C. 本エピソードは、症状のないときのその人固有のものではないような、
機能の変化と関連する。

D. 他人が見て、症状がわかる。

E. 社会機能を損なうほど、入院を要するほど重篤ではない。

F. 本エピソードは薬物などの物質の生理学的作用・ほかの医学的状態によるものではない。

抑うつエピソード

A. P11の症状のうち5つ以上がほとんど1日中、ほとんど毎日、同じ2週間のあいだに存在し、病前の機能から変化を起こしている。少なくとも1つは抑うつ気分または興味・喜びの喪失。

B. その症状は、苦痛や社会的機能の障害を引き起こしている。

C. 本エピソードは薬物などの物質の
生理学的作用・ほかの医学的状態によるものではない。

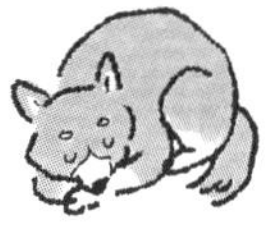

出典：日本精神神経学会（日本語版用語監修），髙橋三郎，大野裕（監訳）：
DSM-5-TR　精神疾患の診断・統計マニュアル，医学書院　より一部改変

Ⅰ型・Ⅱ型の診断

躁のときに社会的機能にダメージがあったかどうか

医師がどのように症状を認識しているか確認したほうがよいと述べましたが、一方で双極症の患者さんの場合、患者さん自身が症状をじゅうぶんに認識できていないことも少なからずあり、注意が必要です。

本人は「躁状態ではない」と思っている場合が多い

とくに双極症Ⅰ型の患者さんにしばしば見られます。まわりから見れば明らかに躁状態で起きたできごとでも、本人は「あれはまわりがおかしかったから」「私は正しいことをした」などと、頑として認めない場合があります。

診断基準では双極症Ⅰ型に当てはまるのに、症状が落ち着き寛解状態になっても、「あれは病気じゃなかった」「あの状態に戻りたい」などと言う人もいます。躁状態は、それほど万能感、多幸感にあふれ、本人にとっては気分のよい状態なのです。

あなたの場合はどうですか？

次のような質問によって、躁エピソード、軽躁エピソードを確認する。1回でも躁エピソードがあると、90%以上の人が反復性の気分エピソードを経験するためⅠ型と診断される。

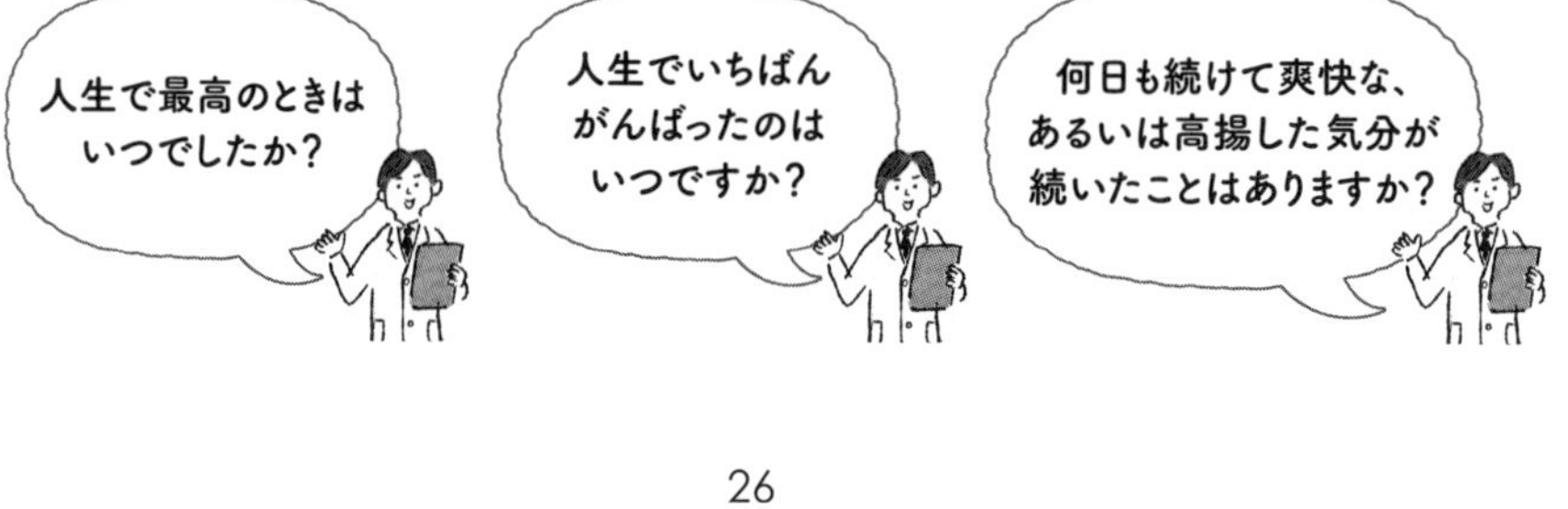
人生で最高のときはいつでしたか？
人生でいちばんがんばったのはいつですか？
何日も続けて爽快な、あるいは高揚した気分が続いたことはありますか？

Ⅱ型と診断されていても、じつはⅠ型の可能性もある

Ⅱ型と診断されていても、じつはⅠ型というケースもあります。Ⅰ型とⅡ型の鑑別のポイントは、「躁のエピソードがあるか、軽躁のエピソードと抑うつのエピソードがあるか」という点です。ところが軽躁と躁の区別は明確ではなく、医師の主観も影響し診断が難しいのです。

躁状態というと、いきなり起業し大失敗したり、無謀な投資をして破産してしまったり、違法薬物に手を出したり、罪を犯したり……。わかりやすい派手なできごとを思い浮かべがちです。

たとえば、クレジットカードで衝動的にものを買い、つねにローンを払い続けている人、不特定多数の相手と関係をもつ人を、軽躁状態と判断してよいのでしょうか。こうした判断には、どうしてもその医師の年代やジェンダー、文化的背景がつくる価値観などが影響してしまいます。

医師によっては性的逸脱行動を比較的軽く考える人もいるかもしれません。しかし、それが患者さんの社会的評判を損ない、人生を台無しにしてしまっているなら、躁状態と判断すべきです。それ以前にその人に見られない、その人らしからぬ言動が「社会的・職業的な機能を損なう」のであれば、Ⅰ型の躁状態と捉え治療したほうがいいでしょう。

エピソードによる診断

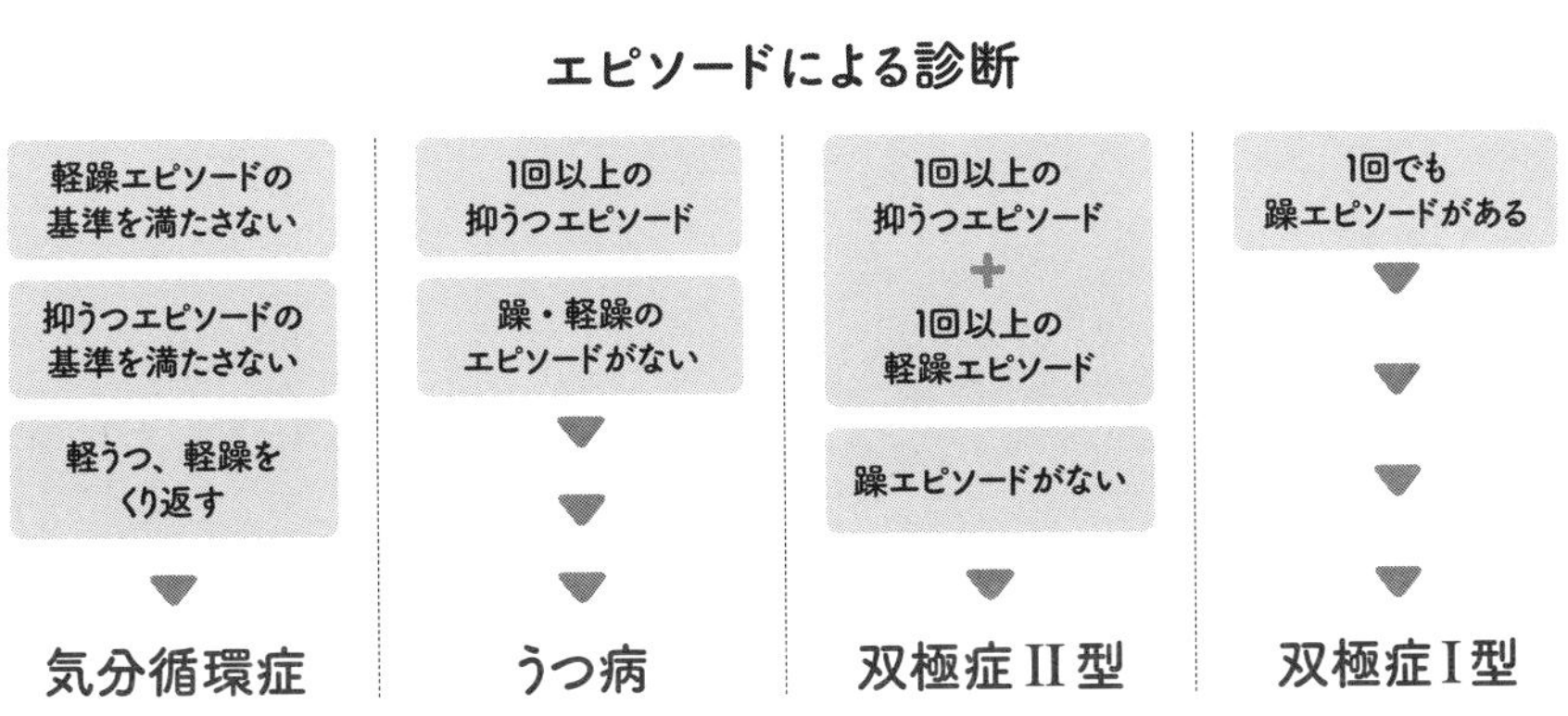

軽躁エピソードの基準を満たさない
抑うつエピソードの基準を満たさない
軽うつ、軽躁をくり返す
気分循環症
1回以上の抑うつエピソード
躁・軽躁のエピソードがない
うつ病
1回以上の抑うつエピソード
+
1回以上の軽躁エピソード
躁エピソードがない
双極症Ⅱ型
1回でも躁エピソードがある
双極症Ⅰ型

その他の診断

「他の特定される双極症」とうつ病の境界はあいまい

双極症の診断のなかに「他の特定される双極症」というものがあります。これはうつや軽躁があっても双極症の基準に満たないケースです。

軽躁が短い、症状が少ない人の診断はさらに難しい

「他の特定される双極症」と診断されるのは、

❶軽躁エピソードはあるが期間が短い＆抑うつのエピソードがある
❷軽躁エピソードが４日以上続くが、症状が軽度である＆抑うつのエピソードがある
❸軽躁エピソードのみで抑うつのエピソードがない
❹軽躁（双極症の基準は満たさない）と軽うつしかなく、それらが気分循環症の診断基準である24か月未満にわたり続く

のいずれかの場合です。

このなかでもっとも多いのが❶と❷のケース。軽躁はあっても期間や

症状が診断基準を満たさないというものです。

基準を満たす症状があらわれるまでは、双極症と特定することはできません。うつ病の可能性も高いとはいえ、双極症の可能性も否定できません。そこで「他の特定される双極症」と診断し、双極症の可能性も含めて患者さんを見守るのです。

正確に診断しようとして、下される

双極症と診断されてもⅠ型なのかⅡ型なのか、また「他の特定される双極症」なのかは専門医のあいだでも意見がわかれやすく、双極症診断の難しさを示しています。基本的には、初診に時間を割き、本人から過去のできごとをよく聞き、診断基準にのっとってⅠ型かⅡ型か、「他の特定される双極症」かを診断するのが原則です。

「他の特定される双極症」と診断されたからといって、その医師があいまいな診断をしたわけではありません。それだけ患者さんの話をよく聞き、うつ病などほかの病気の可能性も探ったうえで、Ⅰ型にもⅡ型にも当てはまらないと判断したのでしょう。正確な診断を心がけた結果ともいえます。「双極症」というざっくりした診断よりは、より情報量のある診断といえます。

抗うつ薬によって引き起こされた躁・軽躁は？

うつ病治療で抗うつ薬を服用中に、躁・軽躁状態があらわれることがあります。以前はこの場合、うつ病及び物質誘発性気分障害と診断されていました。

しかしDSM-5（P23）以降、抗うつ薬を中止して4～7日経っても躁・軽躁状態が続くなど、薬の作用を超えて続くときは双極症と診断されるようになりました。

その他の診断

急速交代型、季節型、周産期。経過に特徴のある双極症も

双極症には、ほかにもいろいろな特徴をともなうことがあります。患者さん全体に占める割合はさほど高くありませんが、発症や経過が特徴的なので理解しておくとよいでしょう。

●「急速交代型（ラピッドサイクリング）」女性に多く、甲状腺機能低下をともなうことも

1年に4回以上、躁・軽躁状態またはうつ状態をくり返すタイプです。全体の10％未満と見られています。

発症当初から急速交代型を呈する場合もありますが、ほとんどの場合、最初は病相の間隔が長かったのに、途中から短くなり、急速交代型に移行するという経過をたどります。

患者さんは女性が多く、しばしば甲状腺機能低下をともないます。

甲状腺機能は、双極症の症状と深く関わりがあると考えられています。

●「季節型」

冬に日照時間が短くなる地域ではうつ状態になる人も

秋から冬にかけてうつ状態になり、春から夏にかけて改善して軽躁状態になるなど、季節による気分の変調がくり返される場合を、季節性感情障害といいます。

とくに高緯度地方のように冬の日照時間が短いところではうつ状態になる人が多く、冬季うつ病と呼ばれることもあります。

●「周産期発症」

妊娠後期から出産後にはうつ状態があらわれやすい

月経や妊娠出産、更年期など女性ホルモンの変化は気分に大きく関わり、双極症の経過に影響することがあります。

とくに妊娠後期から出産後にはうつ状態があらわれやすくなります。健康な女性でも出産直後はマタニティブルーになりやすいものですが、マタニティブルーなら通常10日ほどで改善します。2週間以上うつ状態が継続する場合は、うつ状態の疑いがあり要注意です。

子どもの双極症の過剰診断

以前は、双極症は13歳未満ではほとんど発症しないと考えられてきましたが2000年代初めに、アメリカで衝動性などの情動の障害により、双極症と診断される子どもが急増。

しかし、調査によりこうした子どもたちの多くは、成人後双極症に移行しないことがわかっています。現在はこうした情動障害のある子を、双極症とするのは過剰診断だと考えられるようになり、DSM-5（P23）では小児・思春期のこうした症状に「重篤気分調節症」という新たな枠組みが追加されました。

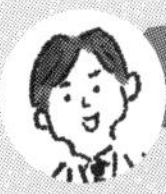

Doctor's VOICE

双極性障害から双極症へ。名称変更で偏見は減るか

精神疾患、精神障害への強い偏見の歴史

英語で精神疾患はmental disorderといい、病名の多くにdisorderという語が用いられています。双極症も英語名はbipolar disorderといい、これまで「双極性障害」と訳されてきました。

けれどもdisabilityも日本語では「障害」と訳されているため、治らないハンディキャップという誤解や偏見（スティグマ）を与えてしまう可能性も懸念されます。

また、双極症は実際には治癒が可能な病気ですが、「障害」と呼ばれることにより、患者さんの心には重い負担がかかってしまいます。

こうしたことから日本精神神経学会はDSM-5（P23）以降、disorderの訳語を原則として「症」と改めることとし、DSM-5-TRから双極性障害も双極症と呼ばれるようになりました。

患者さん自身の気持ちは複雑

双極症は症状もさまざまで診断が難しい病気ですが、統合失調症などに比べると軽く捉えられることもあります。このため、患者さんのなかには「つらさをわかってもらえない」という悩みを抱える人もいます。

海外では双極症を公表する人は多く、大学の学長や政治家など社会的に活躍する人もいます。一方、日本でも芸能人や小説家など公表している人もいますが、社会ではまだ偏見が強く、一般の方が公にするのをためらうのが現状だと思います。日本でも精神疾患についての正しい知識が広まり、双極症という言葉の普及とともに偏見がなくなっていくことを願っています。

Part2

病気の鑑別

これまでをふり返り、
現状を正しく捉えなおす

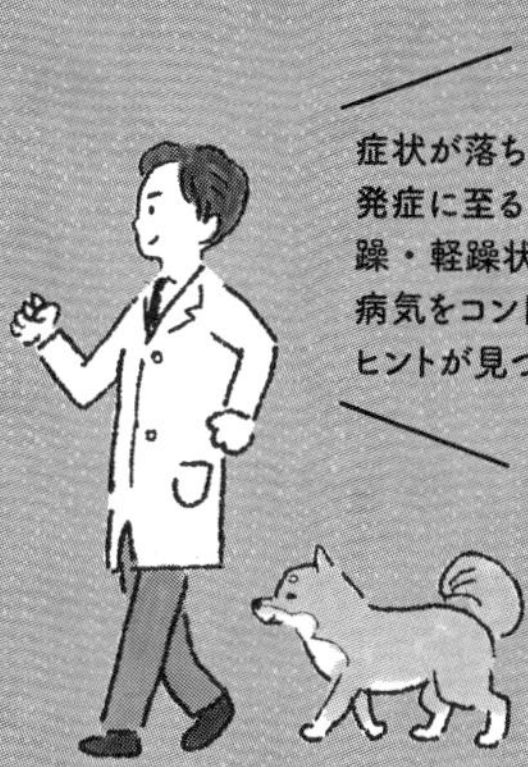

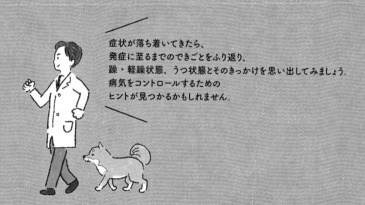

症状が落ち着いてきたら、
発症に至るまでのできごとをふり返り、
躁・軽躁状態、うつ状態とそのきっかけを思い出してみましょう。
病気をコントロールするための
ヒントが見つかるかもしれません。

発症までのできごとをライフチャートでふり返る

これまでのエピソードとその心理状態を記す

症状が落ち着いているなら、これまでをふり返ってみるといいでしょう。経験したエピソードに対して、躁・軽躁状態、うつ状態の程度を示すライフチャートがおすすめ。本来、急性期を過ぎた頃に、医師や心理士と話し合いながら作成するもの。今後の治療方針を検討するためにも役立ちます。

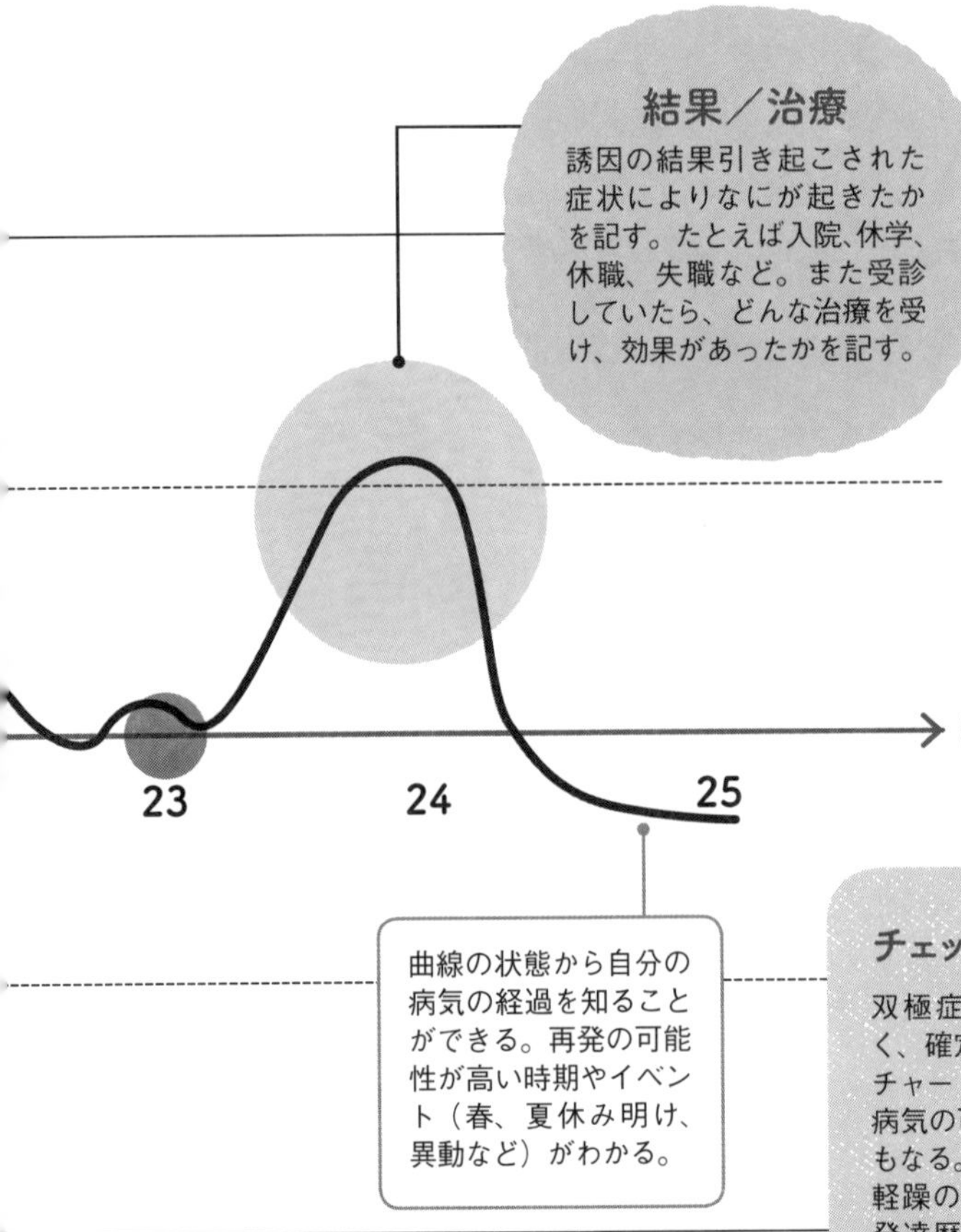
結果／治療
誘因の結果引き起こされた症状によりなにが起きたかを記す。たとえば入院、休学、休職、失職など。また受診していたら、どんな治療を受け、効果があったかを記す。
T（時間）
23
24
25
曲線の状態から自分の病気の経過を知ることができる。再発の可能性が高い時期やイベント（春、夏休み明け、異動など）がわかる。

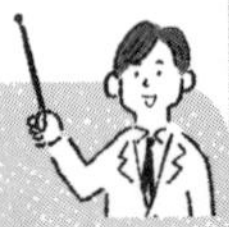

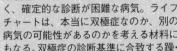

チェックポイントは？

双極症はほかの病気との重なりも多く、確定的な診断が困難な病気。ライフチャートは、本当に双極症なのか、別の病気の可能性があるのかを考える材料にもなる。双極症の診断基準に合致する躁・軽躁のエピソードはあったか？　また、発達歴、小児期の虐待の有無、発症年齢と初発エピソード、病相回数、各病相のストレス要因、慢性的なストレスの有無、社会機能レベル、飲酒歴などの視点で検証することも重要（P38）。

【ライフチャートをつくる】

Step 1　時間を表す軸を水平に引く

左から右にⓉ（時間）の線を引き、時間が経過するように設定する。

Step 2　症状の状態を曲線で記す

躁状態はⓂ、軽躁状態はⓜ、正常気分はⒺ、軽度のうつ状態はⓓ、重度のうつ状態はⒹのラインまで伸ばす。

Step 3　誘因と結果を記す

曲線に対してエピソードを記す。きっかけ（誘因）として作用したかもしれないできごとと、その結果起きたこと、効果があった治療などを記す。

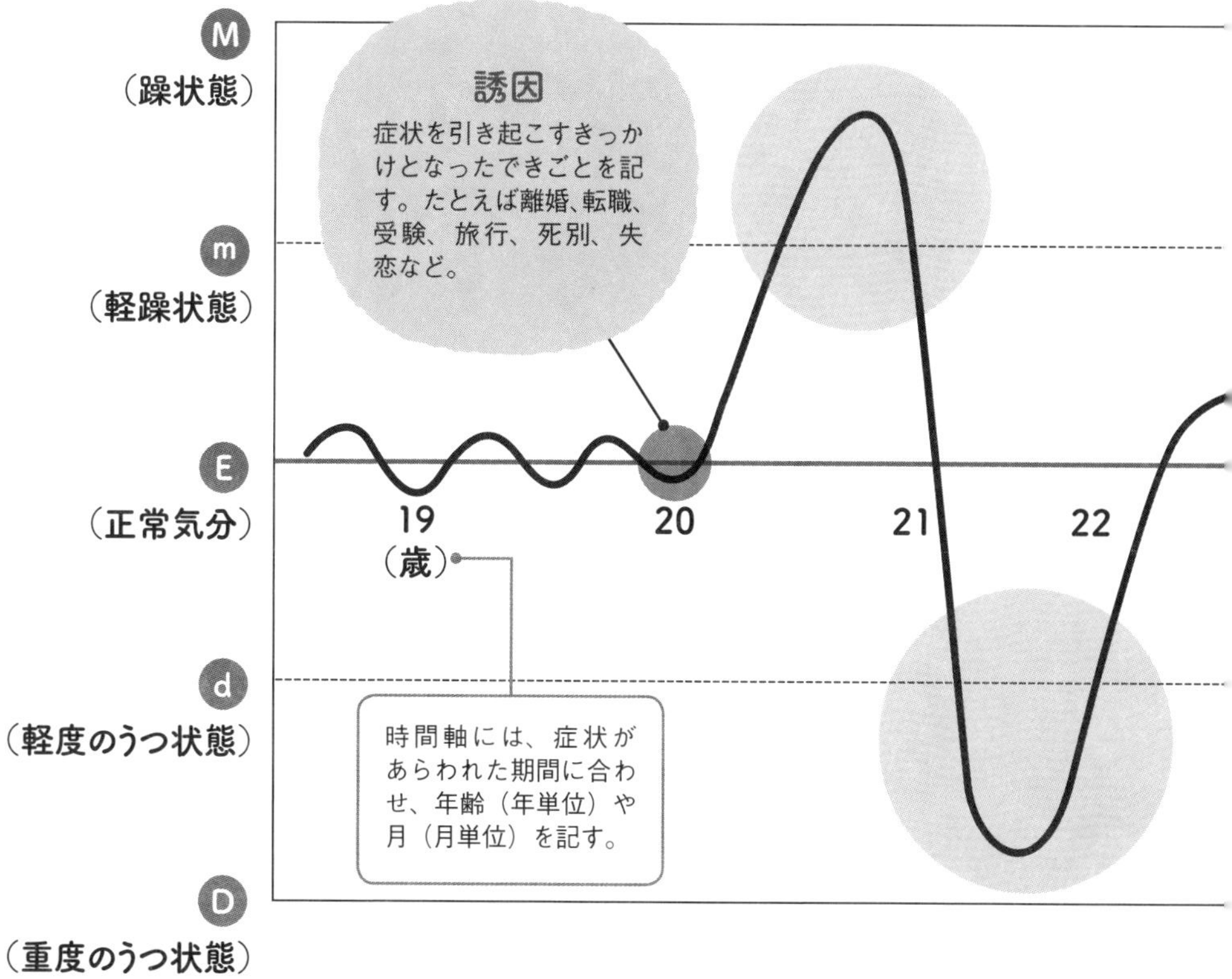
Ⓜ
（躁状態）
ⓜ
（軽躁状態）
Ⓔ
（正常気分）
ⓓ
（軽度のうつ状態）
Ⓓ
（重度のうつ状態）
誘因
症状を引き起こすきっかけとなったできごとを記す。たとえば離婚、転職、受験、旅行、死別、失恋など。
19
20
21
22
（歳）
時間軸には、症状があらわれた期間に合わせ、年齢（年単位）や月（月単位）を記す。

出典：Colom, F., Vieta, E.：Psychoeducation Manual for Bipolar Disorder. Cambridge University Press, Cambridge, 2006（秋山剛，尾崎紀夫〔監訳〕．双極性障害の心理教育マニュアル 患者に何を、どう伝えるか．医学書院，2012）より一部改変「ライフチャート」 URL：https://www.secretariat.ne.jp/jsmd/gakkai/shiryo/data/life_chart.pdf

Ⅰ型のライフチャート例

親の離婚がきっかけでうつ状態、20代で躁状態があらわれた男性

誘因

親の離婚

家庭内不和が続き、両親の離婚が決まり、母親と二人暮らしに。

結果

海外で無銭飲食

大学２年生の夏休みに気分が高揚し、アジア各地をヒッチハイクでめぐる旅行に出かける。たくさんの人に会ううちに気分がさらに高揚。ついに無銭飲食で地元の警察に捕まり、日本へ送還される。

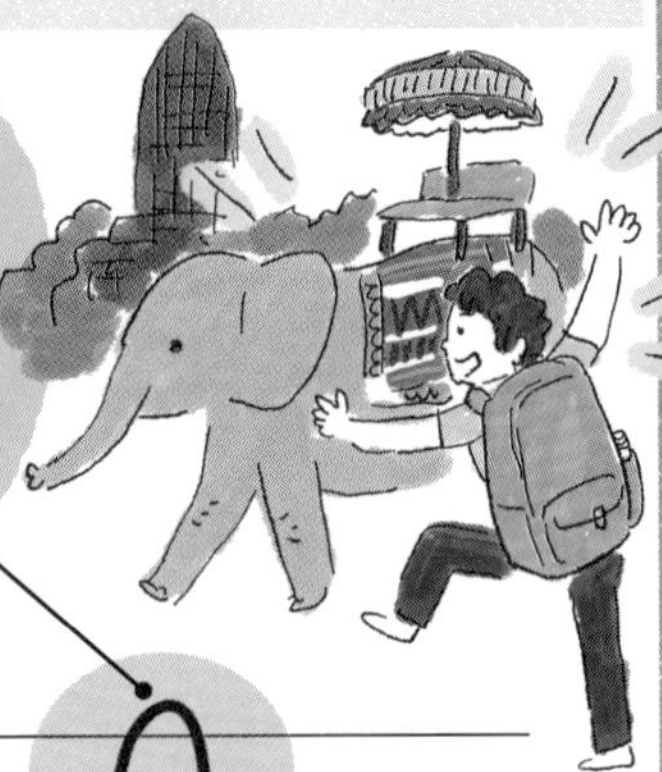

誘因

生活が不規則

１年間の浪人生活を経て、大学に進学する。バイトを始め、彼女ができる。生活が不規則になり、家に帰らない日が増える。

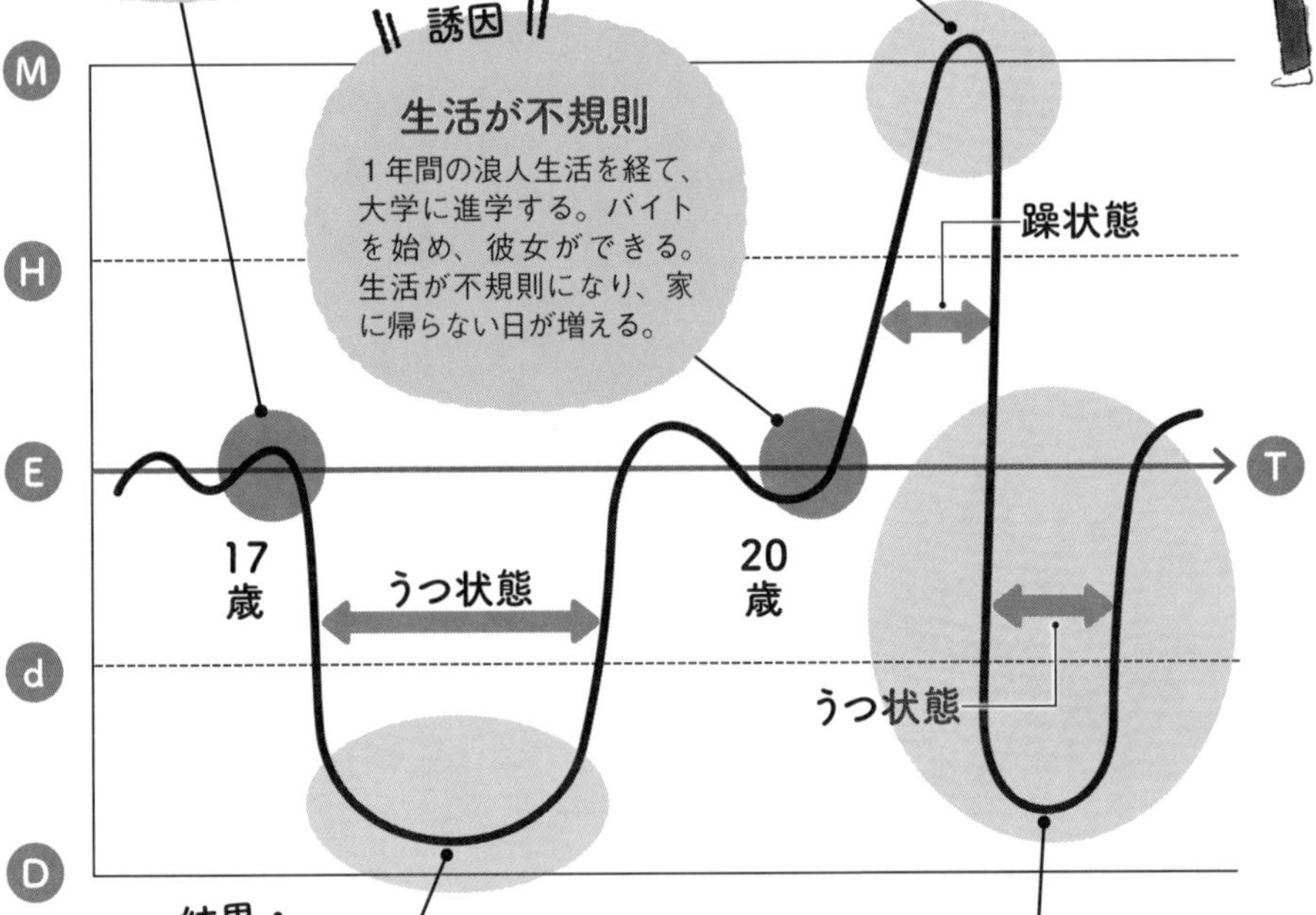

M
H
E
d
D
T
17歳
20歳
うつ状態
躁状態
うつ状態

結果・治療

うつ病で治療

家庭環境が激変したことがきっかけで、抑うつ状態におちいる。学校に通えなくなり、メンタルクリニックへ。うつ病と診断され、半年休学。抗うつ薬が処方され、うつ病の治療を受ける。

治療

双極症で治療

帰国後も気分の高揚がおさまらず、母親に連れられ大学病院の精神科を受診し、入院。双極症と診断され、抗精神病薬（ハロペリドールなど）で治療され、うつ転。気分安定薬（リチウム）を開始された。

Ⅱ型の ライフチャート例

転職で生活リズムが乱れてうつ状態。気分安定薬で治療を継続している女性

誘因

転職し、生活リズムが乱れる

通信社に転職し、新しい仕事が始まる。海外とのやりとりが多く、仕事が深夜に及ぶことも。生活リズムが乱れ、新しい人間関係も増え、次第に気分が高揚。

誘因

部署異動と薬の中断

部署異動をして新しい仕事に取り組んだのを機に気分が高揚。しかし、治ったと思い、自己判断で薬をやめてしまう。

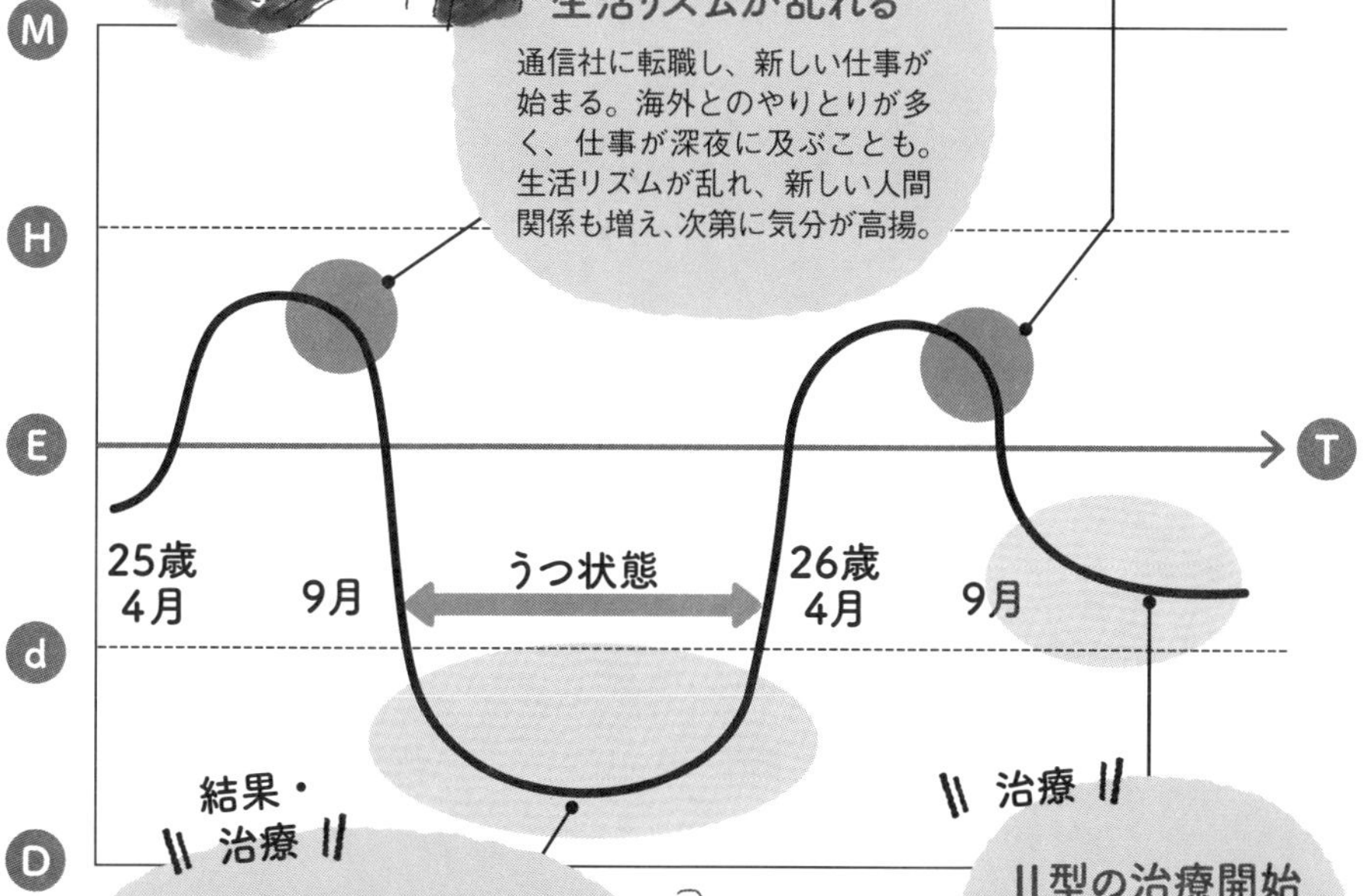

結果・治療

うつ状態になり受診

睡眠不足が続いたことがきっかけとなり、気分が落ち込み、疲れやすくなる。体調不良でしばしば会社を休むことも。ある朝、ベッドから起き上がることができず、心療内科を受診。うつ病と診断されるがなかなか改善せず。

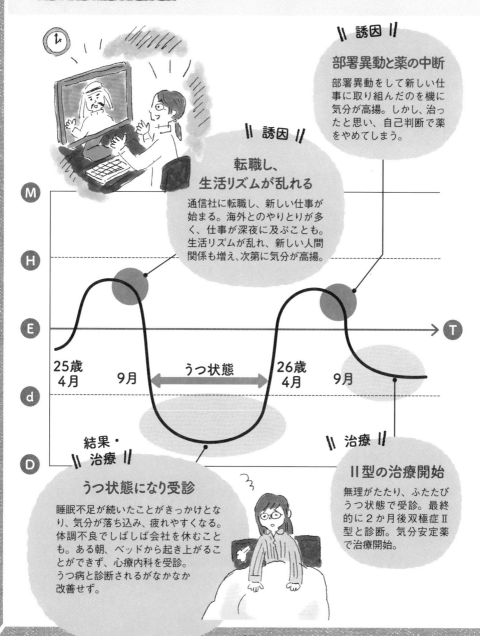

治療

Ⅱ型の治療開始

無理がたたり、ふたたびうつ状態で受診。最終的に２か月後双極症Ⅱ型と診断。気分安定薬で治療開始。

ライフチャートを作成したら、
これらの項目で思い当たることがないかを確認してみよう。

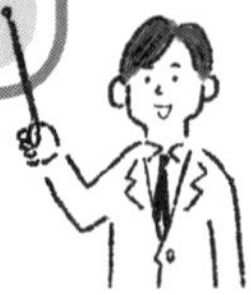

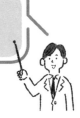

check 1 ●発達歴● 就学前に発達障害の可能性があったか

発達障害と双極症は併存することがあります。どんな子どもだったのか、とくに就学前のことを親に聞いてみるといいでしょう。

発達障害の多くは、1 歳半と３歳の健診で判明します。

言葉の遅れ、ごっこ遊びをしない、目を合わせないなどの徴候が見られます。

実際の精神科での診察では、母親に母子手帳や小学校時代の通知表を持参してもらい話を聞くこともあります。

また発達障害の二次障害として、双極症があらわれるケースもあります。

発達障害➡P 46

あなたはどう?

小学校に上がる前に
こんな特性がありませんでしたか?

- □他者と目が合わない
- □言葉が遅い
- □こだわりが強い
- □ひとり遊びが多い　など

check 2 ●小児期の虐待の有無● 親から離れたいと思うようなできごとはあったか

精神疾患を抱えている人はかなりの割合で、幼少期の虐待体験が見られます。

虐待とは、親に手を上げられるだけではありません。両親のケンカを見せられたり、不機嫌な態度をとられたりすることも含まれ、双極症の悪化要因になります。

なんらかのきっかけで虐待体験を、いまのできごとのように思い出し、強いストレスを感じるときは、PTSD との鑑別が必要です。

また、境界性パーソナリティ障害との鑑別も必要です。

うつ病・統合失調症➡ P42
境界性パーソナリティ障害➡ P44　PTSD ➡ P48

あなたはどう?

親と一緒にいるのが
つらい、怖い、
親から離れたいと
強く思うことは
ありましたか?

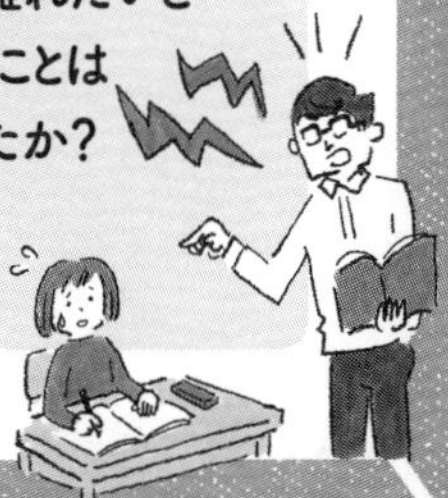

ライフチャートのチェックポイント

check 3 ●初発年齢と初発エピソード●
いつ、どんな病相が最初にあらわれたか

何歳のときに最初のエピソードがあらわれたか、どんな内容だったかを確認します。通常、初発年齢は 10 代後半から 20 代前半です。

軽躁状態は、日常生活を好調に過ごせるため、初発のエピソードとして認識されません。初発はうつ状態、もしくは（本人には自覚がないこともありますが）躁状態として症状があらわれます。

躁状態からうつ状態になって寛解する人、うつ状態から躁状態になって寛解する人、と躁うつの波がパターン化しているケースもあります。

あなたはどう?

躁状態

1週間程度、あまり眠らなくても絶好調で過ごせたことはありますか?
これまでの人生で、もっともがんばったのはいつですか?

うつ状態

これまでの人生で、最低だったのはいつですか?

check 4 ●病相の回数●
病相を認識し、その回数をカウントできるか

双極症であれば、躁状態とうつ状態がはっきりと独立してあらわれます。通常はいつからいつまでが躁状態で、いつからいつまでがうつ状態、と病相の範囲がわかります。

なお、病相の回数が「数えきれないほどある」という人、また、ひとつの病相がずっと続いているという人は、本当に双極症なのかを再検討してみるのもよいでしょう。

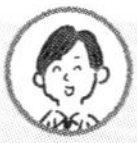

あなたはどう?

これまでに躁状態、うつ状態は何回くらいありましたか?
躁状態・うつ状態はどのくらいの期間続きましたか?

check 5

●病相とストレスの関係●

躁転、うつ転のきっかけとなることがあるか

ライフチャートのなかに、急激な躁転、うつ転はありますか？

もしあるなら、引き金となったことを探して整理しておくといいでしょう。

躁転・うつ転の誘因がわかると、再発を防ぐための手がかりになります。

生活上のできごとや旅行などにともなう睡眠の乱れ、多くの人と出会うような社会的刺激が躁転のきっかけになることが少なくありません。また、薬ののみ忘れや中断はなかったでしょうか。

あなたはどう?

躁転、うつ転のきっかけとなることはありますか?

- □ 睡眠不足
- □ 昼夜逆転
- □ 人と会う機会が急に増えた
- □ 対人関係のストレスが増えた
- □ 薬ののみ忘れ　など

check 6

●慢性的なストレス●

日常生活にストレスがあるか

双極症の病状に、慢性的なストレスが大きく影響します。たとえば家庭内が不和、職場の人間関係がわるい、過重労働など、日常的に避けがたいストレスがあると、症状を引き起こしやすく、治療にも時間がかかります。

自分が置かれている環境を改めて見なおし、どのくらいストレスを感じているかを評価してみましょう。

家庭のこと
仕事のこと
今後の人生について
お金のこと
双極症について
イラ
イラ
イラ
イラ

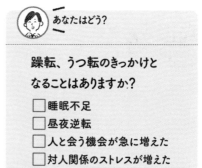

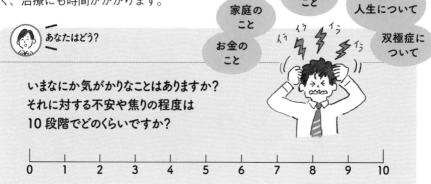

あなたはどう?

いまなにか気がかりなことはありますか?
それに対する不安や焦りの程度は
10 段階でどのくらいですか?

0 ― 1 ― 2 ― 3 ― 4 ― 5 ― 6 ― 7 ― 8 ― 9 ― 10

check 7

●社会機能のレベル●

症状の強さと社会的機能の障害は相関しているか

　双極症のために、どれだけ社会的機能の障害が起きているのかも確認します。

　双極症の症状はおさまっているのに、仕事ができなくなっている場合もあります。

　双極症の症状と社会的な機能のあいだにもしギャップがある場合、認知機能障害が隠れている場合もあります。どうしてギャップが生まれるのかを、医師や心理士とともに考えていくとよいでしょう。


あなたはどう?

躁状態もしくは
うつ状態のときでも、
それ以前と変わらない生活を
続けられていましたか?

check 8

●飲酒歴●

アルコールの乱用があるか

　気分が変動したときに、ついアルコールを乱用しがちです。

　とくに躁状態にあると、人との交流も盛んになり、飲酒の機会が増えます。躁状態の症状に、多飲が招く問題行動が加わって、より激しい問題行動へと発展することがあります。

　たとえば、気が大きくなっていたところにアルコールが加わり、重要な相手を罵倒して、社会的地位を失うなど。

　また、アルコール性の気分障害が重なり、双極症を複雑化させてしまうケースなども見られます。

　飲酒がやめられなくなっている（依存症）なら、それに対する治療も必要です。


あなたはどう?

仕事があるのに、
飲酒したために
きちんとできなくなったことがありますか?
飲酒のため前夜のできごとを
思い出せなかったことが
ありますか?

鑑別❶ うつ病・統合失調症

よく似た症状があらわれるが、治療方針が違うので鑑別が必要

双極症には、症状がよく似ている病気がいくつかあります。

まず、症状が似ていて鑑別が必要なのがうつ病と統合失調症です。これらと双極症が両方診断されることはありません。

●うつ病● 躁・軽躁状態がなければうつ病

うつ病と双極症のうつ状態の症状には、大きな違いはありません。比較的軽度のうつ状態が2年以上続く場合は持続性抑うつ症といいます。

双極症のうつ状態は、うつ病に比べて身体愁訴が少なく、過眠や過食、気分の変動性をともなうといった特徴が指摘されてはいます。しかしながら、うつ状態だけで双極症なのかうつ病なのかを鑑別することはできません。

結局、鑑別のポイントは「軽躁または躁状態があったかなかったか」という点だけです。とくに過去の軽躁のエピソードは、正確に確認する

「うつ病」の診断基準

以下の５つ以上が、ほぼ毎日、ほぼ一日中存在している。

❶抑うつ気分
❷興味・喜びの喪失
❸食欲の減退または増加
❹睡眠障害（不眠または睡眠過多）
❺制止（動作がゆっくりになる）
　または焦燥（じっとしていられない）

❶と❷はいずれかひとつを含む

❻疲れやすさ・気力の減退
❼強い罪責感
❽思考力や集中力の低下
❾希死念慮、自殺企図

うつ病の症状は双極症の抑うつのエピソード（P11・25）と同じ。「躁状態がない」という点だけです。

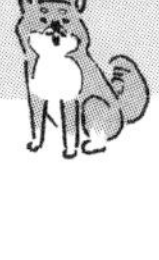

出典：DSM - 5-TR（アメリカ精神医学会）より一部抜粋改変

ことが難しいので、慎重に鑑別します。

このため、うつ病を診断する際、医師は現在の症状だけでなく過去の軽躁や躁のエピソードや家族歴などを確認するのです。

うつ病の治療では抗うつ薬が治療の中心ですが、双極症においては抗うつ薬はなるべく使わないほうがよいとされています。

抗うつ薬は、躁転（Ｐ13）やラピッドサイクリング（急速交代化・Ｐ30）を引き起こし、経過を不安定化させるので注意が必要です。

●統合失調症● もっとも具合がわるいときに似た症状が出る

統合失調症も双極症との鑑別が必要です。

最初は統合失調症と診断されたけれど、長期的に経過を見ていったら、じつは双極症だったというケースは少なくありません。

これは、双極症が精神病状態で初発したり、双極症の経過の初期に、妄想や幻聴などの統合失調症によく似た精神病症状（Ｐ14）があらわれたりすることが多いためです。

このようなケースでは、病歴や経過をもとに、慎重に鑑別します。

とくに初発が混合状態（Ｐ12）の場合には、双極症かどうかの鑑別は非常に難しくなります。

「統合失調症」の診断

以下のうちふたつ、またはそれ以上が当てはまる。それらは１か月のうちほとんどの時間で存在し、少なくともそのうちひとつは❶～❸でなければならない。

❶妄想
❷幻覚
❸まとまりのない会話
❹ひどくまとまりのない行動や緊張病性行動
❺陰性症状（意欲低下と感情表出の減少）

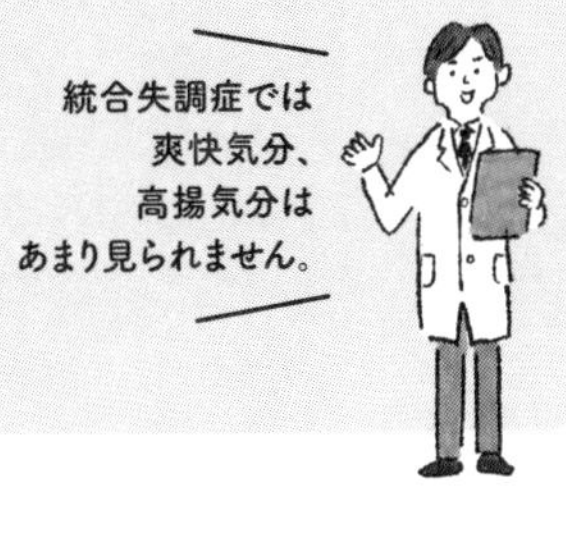
統合失調症では
爽快気分、
高揚気分は
あまり見られません。

出典：DSM - 5-TR（アメリカ精神医学会）より
一部抜粋改変

鑑別❷ 境界性パーソナリティ障害

鑑別は難しく、場合によっては両者を念頭に置きながら治療

境界性パーソナリティ障害は、対人関係の問題や自殺未遂など、行動面だけを見ると双極症と似たところもあります。鑑別が必要ですが、併存することもあります。

医師との関係のなかで顕在化することも

とくに鑑別が難しいのは双極症II型です。境界性パーソナリティ障害と診断された人に気分の波が見られる場合、境界性パーソナリティ障害と双極症II型の併存と診断されることもあります。

このようなケースでは、ひとりの患者さんに対してふたつの見方ができるともいえ、1かゼロかというシンプルな診断はできません。医師はつねに両方の視点を念頭に置きながら治療を進めることになります。

境界性パーソナリティ障害はもともと心理的な観点から定義されていて、治療面でも精神療法が中心です。

「境界性パーソナリティ障害」の診断基準

以下の5つ以上の項目に当てはまる。

❶見捨てられる体験を避けようとする懸命の努力
❷理想化と過小評価との両極端を揺れ動く不安定な対人関係
❸同一性障害（自己像の不安定さ）
❹衝動性によって自己を傷つける可能性のある、浪費、薬物乱用といった行動
❺自殺のおどし、自傷行為のくり返し
❻著明な感情的な不安定さ
❼慢性的な空虚感
❽不適切で激しい怒り
❾一過性の妄想もしくは重症の解離症状

出典：DSM - 5-TR（アメリカ精神医学会）より一部抜粋改変

精神療法的なアプローチを行うときには境界性パーソナリティ障害をメインに考え、薬物療法的アプローチの場合には双極症Ⅱ型をメインに考える、ともいえます。

さらに、双極症Ⅱ型の患者さんに、治療途中で境界性パーソナリティ障害の症状があらわれてくることもあります。医師の患者さんとの接し方によって、境界性パーソナリティ障害に見られる見捨てられ不安や操作的な言動などが誘発される場合もあるのです。そのようなことにならないよう、医師は注意するわけですが、そうしたことがありうるという認識をもっておいてもよいかもしれません。

精神療法で社会的対処能力を身につけることを支援

双極症治療の主軸が薬物療法なのに対し、境界性パーソナリティ障害の治療の主軸は精神療法です。境界性パーソナリティ障害をもつ方は、社会的な対処能力が未発達なために、心理社会的な困難に直面した際に、原始的な心のしくみ（未成熟な幼児の思考様式）が全面に出てしまいます。社会的対処能力を身につけることを支援する、長期の精神療法が必要です。保険診療での短い診察では難しい場合は、専門的な個人精神療法を受けるとよいでしょう。

虐待が境界性パーソナリティ障害に影響

境界性パーソナリティ障害の発症には、しばしば児童期の虐待が関係しています。

つまり児童期の性的・身体的・精神的虐待は感情制御能力の発達を阻害し、境界性パーソナリティ障害の発症につながることが示唆されています。

さらに、虐待の頻度と境界性パーソナリティ障害の重症度には、関連性が見られるという報告もされています。

鑑別③ 発達障害

どちらがメインなのかを評価し、どちらかに焦点を当て治療する

双極症はＡＤＨＤやＡＳＤなどの発達障害を併発することもあります。発達障害と双極症のどちらがメインなのかを診断するのは難しく、症状や経過を丁寧に見ていかなくてはなりません。

抑うつをくり返すのは発達障害が原因であることも

発達障害と双極症は、遺伝的な基盤にある程度の共通性があることが報告されています。

ただ、近年は発達障害に関する理解が進む一方、やや過剰診断されている傾向もあります。発達障害は、通常３歳ぐらいまでになんらかの徴候があらわれるものです（大人になって急に発達障害があらわれるということはありません）。このため、診断を下す際には「就学前の発達段階でなにか徴候がなかったか」を重点的に確認します。

ＡＳＤと双極症Ⅱ型の併発と診断される人では、ＡＳＤの二次障害と

対人関係の困難を引き起こしやすい「発達障害」とおもな特性

自閉スペクトラム症（ASD）

●強いこだわり

ひとつのものごとに強いこだわりを示し、同じ行動をくり返す。順番や数字に固執する。

●コミュニケーションが苦手

言葉を字義通りに受けとる。表情や態度に含まれる言外の意味がわからない。

●社会的なやりとりが苦手

他人とうまくつき合うことができない。他人の気持ち、立場を瞬時にイメージすることが苦手。

して双極症Ⅱ型と診断される状態になっている場合があります。

とくに抑うつをくり返している理由が対人関係やコミュニケーションの問題だというときには、発達障害に由来する社会性の障害が根底にあることが少なくありません。

最近、発達障害の傾向をもついわゆるグレーゾーンの人が、大人になって社会に出てから対人関係で支障をきたしてうつ状態になったと考えられる例も増えています。発達障害とうつ状態の程度は人によって濃淡がありますので、どちらを治療の中心にするのかは一人ひとり異なります。各々の症状や困りごとを見ながら対応していく必要があります。

発達障害由来の多動などで、軽躁状態に見えるケースも

また、双極症と診断された方でも、詳細に調べてみると、発達障害の症状と思われるケースも見られます。

たとえばＡＤＨＤの特性としての衝動性や多動性が、軽躁状態と判断され、双極症Ⅱ型と診断されることがあります。一方ＡＳＤで、特定の領域で特別な才能を発揮する「ギフテッド」の方では、過度激動という特徴が見られ、それにともない、刺激に対する感情の起伏が激しく、過剰なまでに行動する様子が、双極症Ⅱ型と診断されることがあります。

注意欠如・多動症（ADHD）

●衝動性が強い

衝動性が強く、思いついたことをすぐに話したり、行動に移したりしてしまう。

●多動性が強い

じっとしていなければならない場面でじっとしていられない。

●注意・集中力の欠如

注意・集中力が足りず、ケアレスミスが多い。会話中にうわの空になってしまうこともある。

鑑別④ 心的外傷後ストレス障害（ＰＴＳＤ）

通院中の人の背景にはＰＴＳＤの存在も考慮すべき

生死に関わる身の危険を体験した後、その体験がトラウマとなりくり返し思い出され不安や恐怖を感じ続けるのが、心的外傷後ストレス障害（ＰＴＳＤ）です。ＰＴＳＤも双極症と併存しやすい病気のひとつです。

治りづらい……治療の過程で判明することが多い

精神科を受診する患者さんにはＰＴＳＤを有する人も少なくありません。多くは生育期に体験した虐待などの不遇な体験によるものです。

けれどもＰＴＳＤをおもな症状として訴え、精神科を受診する人はあまり多くありません。深刻な体験をし、それによっていつまでも苦しんでいるとはいえ、ご本人にとっては、それが人生そのものになってしまっているからかもしれません。

深刻なトラウマは、簡単に他人に話せるものではありませんので、精神科を受診した方でも、当初は医師にその話はしない方もおられると思

「PTSD（心的外傷後ストレス障害）」の診断基準

❶危うく死亡しかけたり、重傷を負うようなできごとを体験もしくは目撃したりしている
（❶とともに以下の症状が１か月以上持続している）

❷侵入症状
トラウマになったできごとに関するつらい記憶が突然よみがえってきたり悪夢となってあらわれたりする。身体的なストレス反応が見られる。

❸回避症状
トラウマとなったできごとを思い出すこと、思い出すきっかけとなる人・ものごと・状況を避けようとする。

います。自分ではなんとなくわかっていても、心の奥にしまってカギをかけている、場合によっては本当に思い出せないことも多いのです。

双極症でＰＴＳＤを併存する患者さんも、治療を受けているあいだに、またなかなか改善しないために医師が生育歴を尋ねたりしているうちに、事情がわかりＰＴＳＤと判明するケースがほとんどです。

ＰＴＳＤの治療を専門に行っている施設はあるのか

ＰＴＳＤの治療は国際的なガイドラインがいくつか作成されています。

おもな治療法には持続エクスポージャー療法（ＰＥ）、認知処理療法（ＣＰＴ）、眼球運動による脱感作と再処理法（ＥＭＤＲ）などがあります。なかでももっとも有効性が示されているのが持続エクスポージャー療法（ＰＥ）です。これは、安全な環境下で恐怖を覚える事物や状況、記憶、イメージなどのトラウマにあえて直面し、少しずつ恐怖反応を低減させていく治療法です。

日本ではＰＴＳＤの専門的な治療が受けられるカウンセリング施設やクリニックはまだまだ限られています。ネットで検索すると、怪しいクリニックの広告も出てきてしまいますので、もし受診する際は主治医によく相談したほうがよいと思います。

④認知と気分の陰性の変化
否定的な認知、興味・関心の喪失、疎外感や孤独感を感じ、陽性感情がもてなくなる。

⑤過覚醒と反応性の著しい変化
いら立ちや無謀・自己破壊的な行動、過剰な警戒心、ちょっとした刺激への驚愕反応、集中困難、睡眠障害など。

出典：DSM - 5-TR
（アメリカ精神医学会）
より一部抜粋改変

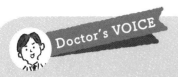

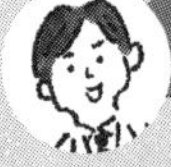

Doctor's VOICE

躁状態のできごとはトラウマである

躁状態の体験とはどういうものか

芥川賞作家で双極症をもっている絲山秋子氏の著書に、発症から20年にわたる双極症のできごとや、発達障害、ハラスメントなどについて書かれたエッセイ集『絲的ココロエ――「気の持ちよう」では治せない』（日本評論社、2019年）があります。この本は当事者でなければわからない貴重な内容が詰まっており、患者さん、またそのご家族が双極症を理解する手助けになる一冊です。

このなかに、「躁状態と恥の意識」という章があり、担当編集者から「躁をテーマに書いて欲しい」と頼まれ、躊躇しながら執筆したものだそうです。

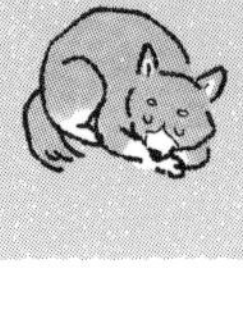

過去の躁状態のことを思い出し泣き出す方も

絲山秋子氏は、人に語れるのは、「笑い話にできる程度のことや『自分らしさ』の片鱗が残っているエピソード」だけであり、「恥だと思うこと」は話しにくい、とおっしゃっています。

私の外来でも、もう長いあいだ症状が落ち着いている人に、躁状態で医療保護入院したときのことを詳しく尋ねたことがありました。その方は、つらい経験を思い出してしまい、「二度とあんなふうになりたくない」と泣き出されたことがありました。躁状態を経験した人は、それが不名誉な経験であるほど、人には話したくないものなのです。世のなかで躁状態がどんな病気なのか、あまり知られていないのには、こうした背景もあるようです。

Part3

双極症の治療と受容

自分に合う薬を見つけ、稳やかな状態を続けていく

双極症は、自分に合う薬を見つけることができれば、
コントロール可能です。
しかし、病気の特性から
服薬を中断してしまう人が多いのが現状です。
治療に主体的に関わり、
安定した状態を手に入れるための方法を紹介します。

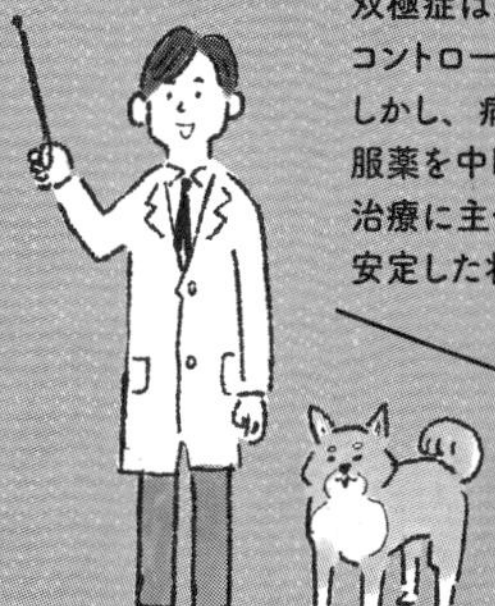

治療の見通し

早期発見、早期治療で寛解しやすくなっている

かつて双極症の治療にはとても長い時間がかかり、軌道に乗るまで十年以上かかるという例もありましたが、いまはずっと短縮されています。

発症から発見、治療までが早くなった

最近では発症後、比較的スムーズに治療が開始できるようになっています。最初の病院で判明せず、複数の医療機関を経ることはあっても、数年以内に適切な医療機関にたどりつくことも増えてきたと思います。

昔は躁状態を何度もくり返し、家族も仕事も財産も失い、ボロボロの状態でようやく治療にたどりつくといった患者さんも多かったのです。現在は精神疾患への理解が進み、そうなる前に専門医療が受けられるようになってきたのは喜ばしいことです。

症状があらわれ、本人が不調を自覚してから専門機関で治療を開始するまでの期間をDUI（Duration of Untreated Illness）といいます。

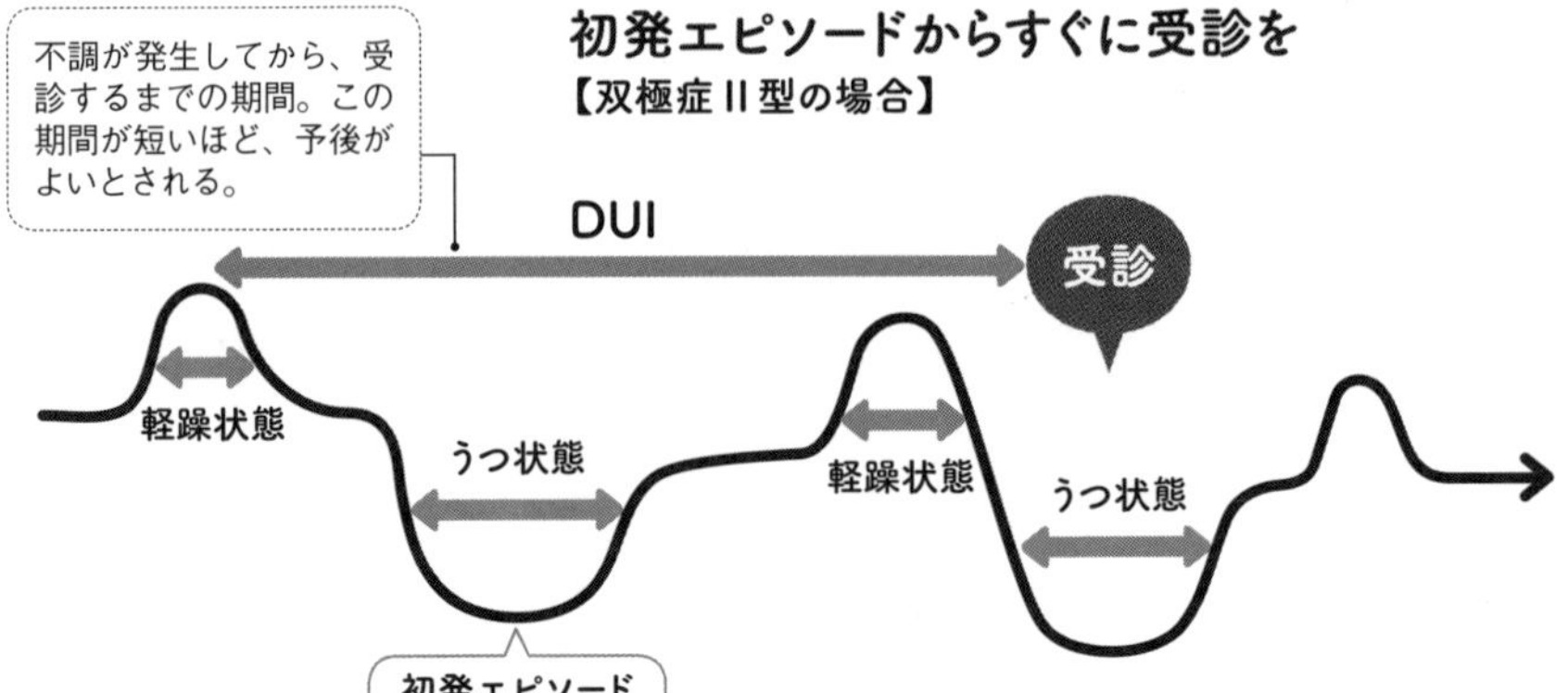
初発エピソードからすぐに受診を
【双極症II型の場合】
不調が発生してから、受診するまでの期間。この期間が短いほど、予後がよいとされる。
DUI
受診
軽躁状態
うつ状態
軽躁状態
うつ状態
初発エピソード

心の不調を感じてから受診するまでのＤＵＩが短いほど治療の効果があらわれやすく、予後がよいとされています。

双極症の調査ではありませんが、「症状がよくなった」という主体的改善感についての調査でも、治療開始までの期間が短いほど主観的改善感が高かったと*報告されています。

何度もエピソードをくり返す前に専門機関を受診して治療を始めれば、その後のエピソードをある程度防ぐことができます。社会的影響も最小限にとどめることができるでしょう。

治療効果を判定するには、長い期間の観察が必要

早期治療が可能になった一方で、双極症の治療効果の判定には時間がかかります。なぜなら、躁状態や軽躁状態、うつ状態それぞれのエピソードは頻繁にあらわれるものではないからです。

双極症は、もともと1年に1回再発するかどうかわからない、という病気です。たとえ予防療法を始めても、実際に効果があるのかどうかを判定するには年単位の時間を要します。「効果が感じられない」とすぐに中断したりせず、医師とコミュニケーションをはかりながら辛抱強く治療を続けることが大切です。

＊平井 啓，谷向 仁，中村 菜々子，山村 麻予，佐々木 淳，足立 浩祥．メンタルヘルスケアに関する行動特徴とそれに対応する受療促進コンテンツ開発の試み．心理学研究 2019 年　第 90 巻 第 1 号　pp. 63-71

治療への心がまえ

「治療の主人公」だという自覚をもって治療にのぞむ

治療効果が感じられなかったり、医師との相性がわるいと感じたりしたからといって、主治医に相談もせずに自ら治療を中断し、ほかの医療機関に移ってしまう人がいますが、これはあまりおすすめできません。

まずは治療を軌道に乗せることを最優先する

医師や治療効果に満足できないからといって、ドクターショッピングを続けていると、長期的視点での治療が始められなくなってしまいます。大事なのは、まずしっかりと主治医を決め、その医師とともに治療を軌道に乗せることです。そのためには、自分が治療の主体であるという認識をもつことが大切です。

患者さんのなかには、医師が病気を治してくれるのを待つ、という受け身な姿勢の方もいます。

けれども、実際に病気を治すのは患者さん自身です。医師はそれを手伝うことしかできません。「自分が目指す人生のために、医師の力を借りながら、自分で治療していく」という主体性をもつとよいでしょう。

医師は「病気に詳しく技術のある人」と考える

医師と相性がいいに越したことはありませんが、友達づきあいと違って、性格とか気が合うかどうかは二の次です。

医師とは「病気に詳しく、治療する技術をもっている人」と考えてみてはどうでしょうか。世のなかには双極症のいろいろな治療法がありますが、医師はそのなかから最適な治療法を提供します。医師はあくまでも治療技術を提供することで、患者さんの回復を手助けする人なのです。

病院を頻回に変わる方のお話を伺うと、治療に満足できていないことが主治医に伝わっていないケースが少なくありません。まずは自分から主治医に、「もう少しよくなりたい」と気持ちを伝えてみてはいかがでしょうか。

気持ちを伝えたとき、きちんと説明してくれる医師なら、もう少し一緒に治療してみよう、と思えるのではないでしょうか。

あなたの気持ちを理解して、必要な技術を提供してくれる医師なら、あなたにとっての名医になることでしょう。

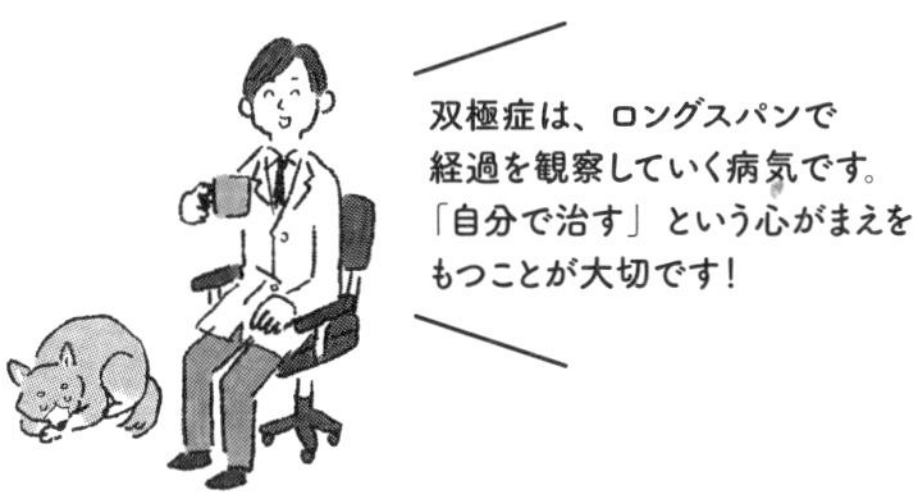
双極症は、ロングスパンで
経過を観察していく病気です。
「自分で治す」という心がまえを
もつことが大切です！

治療の流れと目標

自分に合う薬を見つけ、寛解状態を長く維持する

双極症の治療は薬物療法と精神療法が基本です。病気についての知識と治療への理解を深めながら、薬で症状をコントロールします。

うつ状態、躁状態、予防療法の3本立てで治療していく

双極症には躁（軽躁）状態、うつ状態、寛解期があり、どの段階でも薬物療法は欠かせませんが、もっとも大切なのが寛解期に用いる予防療法（維持療法）です。

躁状態やうつ状態を再発すると、社会生活に大きな影響を及ぼします。再発を予防するためには、寛解期にも薬を長期間服用し、症状のない状態を維持することが欠かせないのです。

急性期には症状を落ち着かせるために入院の検討も

急性期に症状が重いときには、躁状態、うつ状態にかかわらず、医師

入院の検討

急性期の症状を落ち着かせるための治療を行う。
躁状態でもうつ状態でも、症状が重いときには、医師の判断のもと入院を検討する。

躁状態

- □ 眠ることができず、体がまいっている。
- □ 気分の高揚、周囲との軋轢によるいら立ちをおさえられない。

入院に際しては、まず本人の精神的・身体的なつらさを聞き出し、家にこのままいることが本人にとって不利益だということを説明します。

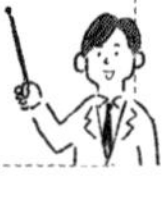

うつ状態

- □ 食事がとれず、低栄養状態・脱水におちいっている。
- □ 焦燥感が強い。
- □ 自宅では休養できない。
- □ 希死念慮が強い。

の判断のもと速やかに入院も検討してください。

入院が遅れると、躁状態での行きすぎた行動により、とり返しのつかない事態を引き起こし復職が難しくなったり、家族に大きな負担を強いたりしてしまいます。

とくに躁状態のときは病識がもてずに入院しようとは思えません。気分爽快で「いつもより活動的」程度にしか感じない人も多いからです。

家族は「眠れなくて体がきつい」などの身体的主訴や「集中できない」「イライラする」などの不満を聞き出し、「つらいよね。入院したら楽になるよ」などと説得して早期入院につなげましょう。

限られた薬のなかでどれが合うのかを見つけていく

急性期を乗り越えて寛解期に入ったら、予防療法を行います。再発をおさえて寛解期をできるだけ長く持続させることが目標です。

予防療法に用いる薬は、気分安定薬と抗精神病薬それぞれ3～4種類です。薬は単独で使う場合と組み合わせて使う場合があります。

おおまかな組み合わせだけでも20～30パターンあり、どの組み合わせが最小の副作用で最大の効果を発揮するのか、試してみなければわかりません。最適な薬を見つけるには長い時間と根気が必要です。

躁エピソードの薬物療法

❶第一選択は気分安定薬と抗精神病薬

気分安定薬（バルプロ酸またはリチウム）と非定型抗精神病薬（アリピプラゾール、クエチアピン、リスペリドン、アセナピン、パリペリドン）を併用、または単剤で用いる。

▼

❷❶の治療が奏功しない場合には……

ほかの気分安定薬（カルバマゼピン）、抗精神病薬（オランザピン、ハロペリドール、ゾテピン）を使用する。

★混合性の特徴をともなう躁エピソード

気分安定薬（バルプロ酸またはカルバマゼピン）と抗精神病薬（アリピプラゾール、オランザピン、アセナピン）の併用。

薬の詳細は
P60 ～

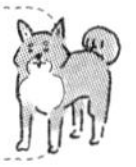

出典：「日本うつ病学会診療ガイドライン双極症2023」
日本うつ病学会監修（医学書院）より作成

なかには1週間ほどの服用で「副作用が出たからこの薬はもうのまない」と言う人もいます。しかし、今後数十年間の予防のために有用かもしれない薬を1週間程度の試用で除外してしまったら、自分の身を守るための、せっかくの文明の利器を手放すことになってしまいます。「どうしたら副作用が出ないように服用できるか」を考えて再トライしていけば、いつか合う薬にめぐり会えるでしょう。

長い道のりのように思えるかもしれませんが、合う薬が見つかった後は、数十年間まったく症状が出ないという人も珍しくありません。自分に合う薬を粘り強く探しましょう。

2か月に1回の通院を嘆くよりも……

自分に合う薬が見つかれば、後は2か月に1回程度の通院で薬をもらい服用すれば症状をコントロールできます。ところが、それを聞くと「一生薬をのみ続けなくてはいけないんですか」と、落ち込む人がいます。はたしてこの状況は、そんなに嘆くべきことなのでしょうか。

双極症は、進行性のがんのような病気ではありません。血圧や血糖値が高い人が薬でそれをコントロールするように、双極症の人は薬で気分の波をコントロールできるのです。

抑うつエピソードの薬物療法

○ 標準治療とされている薬

単剤療法

- 抗精神病薬（クエチアピン、ルラシドン、オランザピン）
- 気分安定薬（リチウム、ラモトリギン）

併用療法

- 第二世代抗精神病薬（クエチアピン、ルラシドン、オランザピン）と気分安定薬（リチウム、ラモトリギン）の併用
- 気分安定薬2種（リチウムとラモトリギン）の併用

△ 推奨されない治療

- 気分安定薬もしくは第二世代抗精神病薬と抗うつ薬の併用

✕ 避けるべき治療

- 抗うつ薬による単剤治療

薬の詳細は P60～

出典：「日本うつ病学会診療ガイドライン双極症2023」日本うつ病学会監修（医学書院）より作成

2か月に1回の病院通いも、自分のメンテナンスと考えたらどうでしょう。たとえば髪の毛が伸びれば、美容院に行きます。2か月に1回美容院に行って髪の毛を切ってもらっているのに「私は髪が伸びて大変だ」と言う人はいません。2か月に1回病院を訪れ、薬をもらってのみ続けることも、それと同じと考えればよいのではないでしょうか。

自分で治していく意識を強くもつことが継続のコツ

仕事でも勉強でも、人から無理にやらされていると思うと憂うつになります。病気の治療も同じです。自分に合った薬を探し、予防のために薬を服用するというプロセスも、自分で自分の体を整えているという意識をもってはどうでしょうか。

美容院で自分の髪型を美容師さん任せにする人はいません。「こんな髪型にしたいんですが」と希望を言うと、技術やノウハウをもったプロの美容師さんが、お客さんの希望を聞きながらカットやパーマをしてくれるはずです。それと同じように、医師も患者さんからの希望を聞いて、最適な治療法を提案します。医師と患者さんが一緒になって、気持ちが安定する方法を見つけ出していくのです。双極症の治療も美容院と同じように「主役は自分」と考えてみてはいかがでしょうか。

予防療法の薬物療法

単剤療法

- 気分安定薬（リチウム、ラモトリギン、バルプロ酸）
- 抗精神病薬
（アリピプラゾール持効性注射剤、クエチアピン）

併用療法

- 抗精神病薬（クエチアピン）と
気分安定薬（リチウムまたはバルプロ酸）
- 抗精神病薬（アリピプラゾール）と
気分安定薬（リチウムまたはバルプロ酸または
ラモトリギン）

△ 推奨されない治療

- 三環系抗うつ薬の使用
- 抗うつ薬単剤治療

＼併用／

精神療法

薬物療法と併用し、心理教育などの精神療法（P76）を行う。

薬の詳細は
P60～

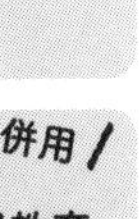

出典：「日本うつ病学会診療ガイドライン双極症2023」
日本うつ病学会監修（医学書院）より作成

双極症に使われるおもな薬

気分安定薬

躁状態、うつ状態、
予防（寛解の維持）に効果がある。

一般名
リチウム

商品名
リーマス

有効性		
躁状態	予防	うつ状態
○	○	○

特徴　双極症の治療の基本。天然に存在するもので、もともと微量ながら体内にも含まれる。双極症のあらゆる症状をおさえ、自殺予防の効果も。典型的なⅠ型の躁状態によくきく。ただし、使い方は難しく、中毒にならないように血中濃度をはかりながら服用する。ほかの薬とののみ合わせも注意。血中濃度は「トラフ値（一日のなかでもっとも血中濃度が下がったときの値）」を測定。最初は１日３回服用するが、予防療法では寝る前にまとめてのむ方法も。

副作用　のみ始めの時期に、下痢、食欲不振、また喉の渇きと多尿、手の震え（有効濃度の範囲でも続くことがある）。血中濃度が高まり中毒症状が出るとふらつきによる歩行困難、意識喪失など。甲状腺機能が低下する場合もあるが、甲状腺ホルモン剤を同時に服用することで継続可能。

一般名
バルプロ酸

商品名
デパケン

有効性		
躁状態	予防	うつ状態
○	△	△

特徴　抗てんかん薬。躁状態、混合状態のときの不機嫌な躁に有効。躁転しかけたら量を増やすなど調整しながら使うことも。

副作用　副作用はリチウムより少ない。のみ始めに吐き気や食欲不振などの消化器系の症状が出ることも。まれだが高アンモニア血症を招き意識障害を起こすことがある。

気分安定薬、抗精神病薬を使う

　双極症に用いる薬には気分安定薬と抗精神病薬があります。

　気分安定薬のなかで、基本的な薬はリチウムです。躁状態とうつ状態に効果があります。

　うつ状態には、おもに気分安定薬と非定型抗精神薬が用いられます。

　非定型抗精神病薬としては、ルラシドン、クエチアピン、オランザピンが用いられます。

　抗うつ薬はなるべく避けます。

　薬の効果は患者さんごとに異なります。単独できかなかった薬でも、ほかの薬とのみ合わせることで効果を発揮する場合もあります。あきらめずに根気強く試すことが大切です。

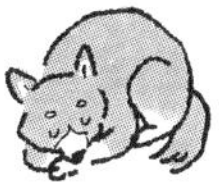

一般名

ラモトリギン

商品名

ラミクタール

有効性		
躁状態	予防	うつ状態
×	○	△

特徴　抗てんかん薬。うつ状態を予防する効果がある。うつ状態の改善にも有効な可能性がある。

副作用　高熱、全身倦怠感などの症状とともに、口唇・口腔、眼など全身の粘膜に紅斑、びらん、水疱が多発。肝臓や脾臓の腫れ、表皮の壊死性障害を起こすスティーブンス・ジョンソン症候群（SJS）、および中毒性表皮壊死融解症（TEN）に注意が必要。単剤服用時は１日１回１錠 25㎎から始める。他剤併用時は隔日１錠から。

一般名

カルバマゼピン

商品名

テグレトール

有効性		
躁状態	予防	うつ状態
○	△	×

特徴　抗てんかん薬。躁状態に効果がある。若年で錯乱性の躁状態があらわれる人に有効といわれている。

副作用　特定の遺伝子をもつ人に、ラモトリギンと同様の SJS が起こることがある。あらかじめ遺伝子検査をすることで、リスクを最小限にすることができる。

保険診療の原則にもとづいて治療

　医療機関は通常費用の３割を患者さんに請求し、残りを健康保険組合に請求します。このとき「レセプト」という保険請求書に病名と処方した薬を記入します。病名と処方薬が適合しないと保険金は支払われません。

　ところが、その病気に効果のある処方薬がすべて保険で承認されているわけではありません。

　たとえば、双極症の躁状態に有効とされるゾテピンは統合失調症にしか保険適用が認められていません。そのため、レセプトには統合失調症という病名がなければ認められません。

　臨床に携わる医師としては悩ましい問題です。

抗精神病薬

ドパミンなどの神経伝達物質を遮断する薬。
統合失調症の治療に用いられるが、双極症の治療にも有効。

一般名
ルラシドン

商品名
ラツーダ

有効性		
躁状態	予防	うつ状態
×	△	○

特徴 非定型抗精神病薬。うつ状態に有効。副作用が少ない。

副作用 オランザピンのような体重増加、クエチアピンのような眠気が見られない。またアカシジア（もぞもぞ動いてしまう）があらわれることもある。

一般名
アリピプラゾール

商品名
エビリファイ

有効性		
躁状態	予防	うつ状態
○	○	×

特徴 非定型抗精神病薬。定型の抗精神病薬より、ドパミンの遮断による副作用が少ない。躁状態に対して保険適用。予防療法(維持療法)への適用は、持効性注射剤のみ。

副作用 アカシジアの頻度が高い。

一般名
クエチアピン

商品名
セロクエル、
ビプレッソ徐放性製剤

有効性		
躁状態	予防	うつ状態
○	○	○

特徴 非定型抗精神病薬。うつ状態に有効で、予防効果もある。臨床試験では躁状態への有効性も認められている。徐放錠（ビプレッソ）と普通錠（セロクエル）があり、徐放錠がうつ状態への保険適用がある。

副作用 眠気が見られる。また、食欲増加や体重増加、脂質異常、血糖値上昇、糖尿病の増悪の恐れがあり、糖尿病の患者さんには禁忌。

一般名
オランザピン

商品名
ジプレキサ

有効性		
躁状態	予防	うつ状態
○	○	○

特徴 非定型抗精神病薬。躁状態への予防効果が高いことから認可が下り、その後うつ状態にも有効だとわかる。

副作用 体重増加や糖尿病を誘発するリスクが高い。使用する場合、血糖の管理も欠かせない。糖尿病の患者さんには禁忌。

一般名　　商品名

リスペリドン　リスパダール

有効性		
躁状態	予防	うつ状態
○	△	×

特徴　非定型抗精神病薬。躁状態に効果を発揮。

副作用　パーキンソン症状（手指振戦、流涎）、ジストニア（首が傾いたまま動かない）、アカシジアなど薬剤性錐体外路症状が見られる。

一般名　　商品名

ハロペリドール　セレネース

有効性		
躁状態	予防	うつ状態
○	×	×

特徴　定型抗精神病薬。妄想などの精神病症状をおさえる効果があり、躁状態に対する効果もある。重篤な副作用はあるが、それをおさえる薬もある。静脈注射・筋肉内注射による治療ができるため、使用頻度は高い。

副作用　パーキンソン症状、ジストニア、アカシジアなどの錐体外路症状が見られる。長期・大量服用により、舌や口の周囲が無意識に動いてしまう遅発性ジスキネジア、高熱が出て意識障害をともなうような悪性症候群が出ることがある。副作用をおさえる薬を併用することが多い。

一般名　　商品名

ゾテピン　ロドピン

有効性		
躁状態	予防	うつ状態
○	×	×

特徴　定型抗精神病薬。躁状態への効果があり、鎮静作用、誇大性や気分高揚をおさえる作用がある。

副作用　けいれんなどが見られる。

一般名　　商品名

アセナピン　シクレスト

有効性		
躁状態	予防	うつ状態
○	×	×

特徴　非定型抗精神病薬。舌下錠（舌の裏に入れ、10 分程度飲食を控える）。ドパミンの遮断により、躁状態および妄想などの精神病症状を改善。

副作用　にがみや舌のしびれ、眠気やめまい。またアカシジアが見られることもある。

服薬の注意

抗うつ薬はⅡ型で使われることも。服用のデメリットを知っておく

双極症のうつ状態には原則として抗うつ薬は避けるべきとされていますが、Ⅱ型で使われているケースも見かけます。抗うつ薬にはデメリットもあることを知っておく必要があるでしょう。

うつ薬で症状が増悪し急速交代型に？

三環系抗うつ薬は、最初に開発された第一世代の抗うつ薬です。双極症に使うと躁転を引き起こし、服用し続けると急速交代化することが知られています。

第二世代の抗うつ薬にはＳＳＲＩやＳＮＲＩなどがあります。ＳＳＲＩは脳内のセロトニンを増やしてうつ病を改善する薬。Ⅱ型のうつ状態に使われている場合もあるようです。

ＳＳＲＩがセロトニンのみを増やすのに対し、ＳＮＲＩはセロトニンとノルアドレナリンのトランスポーター（神経伝達物質を細胞内にとり

Ⅱ型に使われる抗うつ薬

SNRI
（セロトニン・ノルアドレナリン再取込阻害薬）

神経伝達物質セロトニン、ノルアドレナリンなどを増やし、抑うつを改善させる。

- デュロキセチン（商品名：サインバルタ）
- ベンラファキシン（商品名：イフェクサー）

SSRI
（選択的セロトニン再取込阻害薬）

神経伝達物質セロトニンの再取込を遮ることで、セロトニンの量を増やし、抑うつを改善する。

- フルボキサミン（商品名：ルボックス、デプロメール）
- パロキセチン（商品名：パキシル）
- セルトラリン（商品名：ジェイゾロフト）
- エスシタロプラム（商品名：レクサプロ）

込む機能をもつ膜タンパク質）を阻害します。後者は、実際には前頭葉ではドーパミンもとり込んでいるため、ドーパミンも増えます。躁転を引き起こすリスクもあるため、双極症では注意が必要です。

ミルタザピンも第二世代の抗うつ薬です。躁転のリスクはまだ不明です。うつ病ではＳＳＲＩやＳＮＲＩと併用されることもあります。

気づかずに他科で抗うつ薬を処方されていないか

抗うつ薬の一部は痛みなどほかの適用もあるため、他科で処方されることもあります。とくにＳＮＲＩのデュロキセチンは糖尿病性神経障害や慢性腰痛、変形性関節症の保険適用があるので、患者さんが双極症であることを知らずに、他科の医師が処方している場合があります（他科の医師が、双極症に抗うつ薬を出してはいけないことを知らなかったり、この薬が抗うつ薬と知らずに使っている可能性もあります）。

現在、精神科の医師は、他科から処方された薬の存在を（患者さんに言われなければ）知ることができません。今後、保険証がマイナンバーカードになると、他の医師から処方された薬を確認できるようになります。抗うつ薬がうつ病以外の治療にも使われる可能性があることは、患者さん本人も頭に置いておくとよいでしょう。

三環系抗うつ薬（第一世代の抗うつ薬）

古いタイプの抗うつ薬。双極症では躁転や急速交代化の危険があり、使用するべきではない。

第二世代の抗うつ薬

ノルアドレナリン（α２型）、セロトニン（２、３型）の受容体を阻害し、抑うつを改善。ほかの抗うつ薬とは作用メカニズムが異なるので、うつ病では併用も有効。

- ミルタザピン（商品名：リフレックス、レメロン）

服薬の注意

妊娠を予定しているなら事前に乗り越え方を相談する

双極症は20～30代の発症が多く、妊娠・出産と重なることがあります。薬物療法を行う際は、胎児への影響も考えなくてはなりません。

プレコンセプションケアで妊娠・出産を乗り越える

プレコンセプションケアとは、受胎前から将来の妊娠を考えて健康に配慮した生活をすることです。

たとえば出産を考えている場合、主治医と相談してあらかじめ薬剤を変更し、胎児に影響する薬を減らしておくことができれば、妊娠後の不安も軽減されます。

プレコンセプションケアは妊娠を計画している女性に限らず、すべての妊娠可能年齢の女性やカップルにも有意義です。

出産や育児に対する不安は誰にとっても大きなストレスになり、出産前後に気分が不安定になるのも普通のことです。カップルで妊娠中の服

妊娠前後の治療薬の変更例

	例1	例2
妊娠前	リチウム、バルプロ酸を使用	ラモトリギンを使用
↓		
妊娠中	胎児に奇形のリスクがあるため、徐々に中止 クエチアピン、またはアリピプラゾールを単剤で使用	妊娠前に効果があり、有害事象がない場合は継続

薬や体調管理について専門家のアドバイスを聞き、心の準備をしておくことは、一緒に妊娠や出産を乗り越えるための大きな力になります。

リチウムとバルプロ酸は妊娠中とくに注意

双極症の再発リスクは、妊娠後期から出産後に高まります。一方、薬のなかには、胎児に影響を与えるリスクがあるものもあります。経過をよく知る主治医のもとで、妊娠・出産に向けて薬の調節を行いましょう。あらかじめ精神科と産科の主治医に連携してもらうとよいでしょう。

妊娠中の６００㎎を超えるリチウム服用は、胎児の心臓の奇形を高めるとされており、妊娠がわかったら原則として中止します。

また、バルプロ酸は神経管の奇形を引き起こすとされており、自閉スペクトラム症のリスクを上げることもわかっているため、妊娠中は原則として中止します。

ラモトリギンは、妊娠前から使っていて有害事象がない場合には継続を推奨しています。

どの薬も添付書には「授乳を中止させる」と記されていますが、授乳を介した乳児への有害事象はあまりありません。母親の精神が安定する有益性や授乳が母子に与える利益はリスクを上回ると考えられます。

服薬中断の検討

大切なものがあるなら服薬を続けるのが得策

双極症の薬は長期的に服用するので、症状が治まってくると「いつまでのまなくてはいけないんだろう」という疑問が頭をもたげてきます。

「一生服薬」と考えなくてもいい

「一生薬をのみ続けなくちゃいけないんですか」と、聞かれたら、私は「一生のまなきゃなんて考えなくてもいいですよ」と、答えます。

「じゃあ、いつまでのむんですか」と問われたら、「失いたくないものがあるなら、のんでおいたほうが得じゃないですか」と答えています。

失いたくないものとは、たとえば家族や財産、名誉です。

とくにⅠ型の人は薬をやめて再発し、大切にしてきた多くのものを失って、とり返しのつかない状況におちいることが多いのです。大切なものを頭に浮かべ、それを失うことと薬をのむことを天秤にかけてみてはどうでしょうか。

やめるときは段階を踏んで「正しいやめ方」をする

Ⅱ型の場合は躁状態がないので、服薬を中断するハードルは少し低くなります。昔は、リチウムをいったんやめて再開するときかなくなる、といわれていましたが、いまではそれは否定されています。やめたくなったら中断し、またのみたいときに始めるということでもよいかもしれません。しかしⅡ型の患者さんも、うつ状態のつらさから予防することを選ぶ方が多いと思います。

やめたいと思ったら必ず医師に相談してください。とくにリチウムは急にやめると再発リスクが高まります。「正しいやめ方」が大事なのです。

私はよく患者さんに、「どっちが得でしょうか?」などと尋ねます。たとえば、それまでせっかくコントロールできていたのに、薬をやめて再発したら「損」です。医師に相談して「正しいやめ方」をしたほうが、ずっと「得」ではないでしょうか。

「やめたい」という人に、やめ方や、やめたときのリスクを説明すると、たいていの人は「じゃあやっぱりのみます」と言います。よほどの副作用でもない限り、服用していたほうが「得」だということなのでしょう。「やめる」という選択肢をもつことが続けるコツかもしれません。

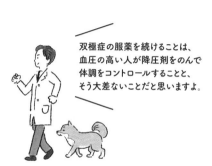

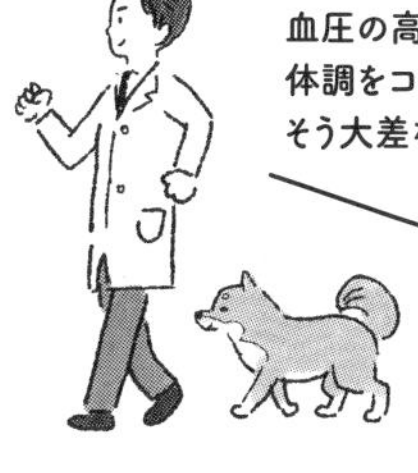
双極症の服薬を続けることは、
血圧の高い人が降圧剤をのんで
体調をコントロールすることと、
そう大差ないことだと思いますよ。

最新研究でわかってきた

双極症の原因と治療法の根拠

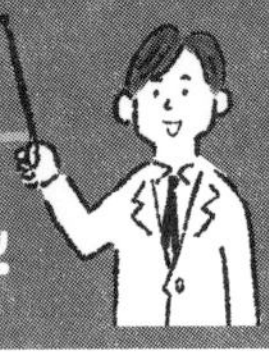

遺伝情報を解析し原因を究明

これまで双極症は原因が不明のため、対症療法しか行えないと考えられていました。発症原因にもとづいて、治療の根拠を明確に説明することができなかったのです。

そうしたなか、私は双極症の原因解明の研究を進めてきました。私たちを含め、世界中の研究で、多くのことがわかってきました。

細胞内のカルシウム濃度が上がりやすい

まず、双極症の患者さんは血液細胞内のカルシウム濃度が上昇しやすいことがわかりました。

ゲノム解析の結果、カルシウムの調節に関わる遺伝子との関連がわかってきました。

その結果、さまざまな要因から細胞内のカルシウム濃度の調節に障害が生じ、感情関連神経回路が過活動になるのではないかという仮説にたどりつきました。

感情関連神経回路が過活動を起こしている？

ここで感情関連神経回路といっているのは、セロトニン作動性神経細胞から視《し》床《しょう》室《しつ》傍《ぼう》核《かく》（PVT）を介して側《そく》坐《ざ》核《かく》・扁桃体・内側前頭葉に至る経路です。

側坐核はポジティブ、扁桃体は恐怖などのネガティブな感情に関係しています。

視床室傍核は側坐核と扁桃体に信号を送り、感情の強弱を調節していると考えられます。細胞内カルシウム調節障害でこの経路の神経細胞が過剰興奮を起こすと、ものごとを感情で処理する働きが論理的な処理にまさってしまいます。

そのため、誰にでもある気分の浮き沈みが、躁とうつという極端なレベルまで増幅され、コントロール不能におちいるのではないかと考えています。

脳のどこで双極症が起こるかわかってきた

視床室傍核が原因として疑われたのは、モデルマウスによる実験からでした。

視床室傍核は、大きく2種類の細胞群にわかれ、それぞれが扁桃体と側坐核などの異なる部位に神経突起を送っていることもわかりました。

ヒトの脳の視床室傍核がどこにあるのか、おおよその場所はわかっていますが、正確な位置はまだわかりません。幅1ミリほどの小さな領域なので、特定するのが難しいのです。

はたしてヒトにもマウスと同様の細胞群があるのか、それが病気で障害されているのかなど、仮説の検証はまだこれからです。

これらが解明されれば、視床室傍核を標的とした診断や治療法が進むと期待されます。

薬は対症療法ではなく原因にきいていた

当初、発症原因に直接作用する根本的な治療薬の開発を目指し、既存薬とは異なる薬の開発が必要だと考えていました。けれども「感情関連神経回路の過活動」という仮説では、既存薬も発症原因に直接作用していると考えられました。

リチウムはイノシトールモノフォスファターゼという酵素を阻害し、細胞内のカルシウム濃度を下げます。抗てんかん薬のうち、双極症に有効なのは、イオンチャネルに働き、神経細胞の過剰興奮をおさえるタイプです。双極症に効果がある非定型抗精神病薬は、セロトニン受容体を阻害し視床室傍核の過剰興奮をおさえると考えられます。

一方、症状を悪化させる抗うつ薬は、セロトニンの働きを強めて感情関連神経回路を不安定化させるのかもしれません。

認知行動療法は、感情関連神経回路の過活動により感情的な情報処理が優位になっている状態を、認知的処理が優位な状態に変えて行くと考えられます。

既存の治療法は根本的な原因の、異なる層に作用するようなのです。診療ガイドラインでは、しばしば併用療法が推奨されますが、作用機序の異なる薬の組み合わせは、がんやＡＩＤＳでも行われます。

今後は合理的な治療法の組み合わせ方の研究が進展していくことでしょう。

じつは薬はこうきいていた!?

「感情関連神経回路の過活動」と治療効果の仮説

双極症の人の脳では、視《し》床《しょう》室傍核《しつぼうかく》という脳の深部に変化が起きていることが疑われる。ここを中心に感情関連神経回路の過活動が起こり、躁状態とうつ状態を招くのだと仮定すると、これまでの治療方法の効果も理解できる。

1 ゲノム要因

双極症と関連する遺伝子（ゲノム）の特徴がある。たとえば細胞内のカルシウム濃度を調節する遺伝子との関連が見つかっている。

2 細胞内カルシウム調節障害

カルシウムをとり込むチャネルやミトコンドリアや小胞体のたんぱく質の遺伝子の個人差により、細胞内のカルシウム濃度が上昇しやすい。

治療がココにきく!

リチウム

IMP（イノシトールモノフォスファターゼ）という酵素を阻害し、小胞体からカルシウムが放出されにくくなり、カルシウム濃度が正常化するのではないかと考えられている。

3 神経細胞の過剰興奮

カルシウム調節障害が起きることで、視床室傍核を中心とする神経細胞が過剰に興奮する。

治療がココにきく!

抗てんかん薬

抗てんかん薬のなかでも細胞の興奮を調節するタイプの薬が双極症に効果がある。神経細胞の興奮をおさえることで、感情関連神経回路の過活動を抑制していると仮定される。

治療が
ココにきく！

非定型抗精神病薬

非定型抗精神病薬のなかでもセロトニンの働きを抑制するタイプが、双極症のうつ状態に効果がある。セロトニン受容体の阻害により、視床室傍核の過剰興奮を抑制すると考えられる。

4

感情関連神経回路の過活動

カルシウム調節障害にともなう神経細胞の過剰興奮で、視床室傍核を中心とする感情関連神経回路が過活動になる。

ふたつの相反する感情が大きく働く

＼仮説／

うつ状態

恐怖などに関係する扁桃体が過剰に活動し、うつ状態になる？

＼仮説／

躁状態

報酬などに関係する側坐核が過剰に活性化し、躁状態になる？

扁桃体

側坐核

＼過剰興奮／

視床室傍核

脳の深部の間脳のなかにある。感情の強弱がここで調節されている。

5

認知より感情の働きが上回る

カルシウム調節障害が起きることで、視床室傍核を中心とする感情関連神経回路が過剰に活動する。

治療が
ココにきく！

認知行動療法

認知行動療法により、感情的な処理に偏っている情報処理を合理的な認知へと修正していくことで、症状が改善していくのだと思われる。

出典：Kato T. Mechanisms of action of anti-bipolar drugs. Eur Neuropsychopharmacol 59: 23-25, 2022.

非薬物療法（精神療法その他）

薬物療法を補う さまざまな治療法がある

双極症の根底には身体的要因がありますが、症状は精神面にあらわれます。また、心理的社会的要素が症状に大きく影響します。このため、薬物療法とあわせて精神療法などの非薬物療法も欠かせません。

必ずしも心理カウンセリングを受けなくてもいい

ガイドラインでは、薬で症状をコントロールするだけでなく、薬物療法と心理社会的治療を一体的に行うことが推奨されています。

たとえば、薬を服用していても、生活リズムが整わなければ症状はなかなか安定しませんので、生活リズムを整えます。

また、再発の初期兆候を把握し、家族と共有することは、再発の予防につながります。

再発の引き金になりやすいストレスを把握し、ストレスを最小限にするような考え方を身につけることも有効です。

双極症心理教育のミニマムエッセンス

❶規則正しい生活習慣の維持
❷病状悪化につながる要因の把握
❸悪影響を与える問題への対応
❹新たな再発の徴候把握と予防策の策定・実践
❺疾患への誤解やスティグマ（偏見）の解消
❻効果的な薬物療法の実現
❼物質乱用や不安への対応

出典：日本うつ病学会診療ガイドライン 双極性障害（双極症）2023

カウンセラーによる精神療法は必須ではありません。社会リズム療法、認知行動療法、家族療法などのエッセンスをとり入れた心理教育という形でも、じゅうぶん意義があります。

自費治療＝よい治療とは限らない

患者さんのなかには自費治療を希望する方もいます。健康保険が適用されない治療法には反復性経頭蓋磁気刺激法（rTMS）、ケタミン（麻酔薬）などがありますが、どれもあまりおすすめできません。

保険診療で行っているのは標準治療です。標準というと「もっとよい治療法があるのでは」と勘違いする方もおられるようです。また、自費治療は高額なので、なんとなく「高いほうが優れている」と感じる方もいるようですが、そうではありません。自費治療が高いのは、効果や安全性が証明されていないため、保険適用されていないからです。

標準治療は、世界の専門家の研究から得られたエビデンスにより、最善と結論づけられた治療法です。日本では、本当に効果が高い治療法はきちんと保険で認められ「標準治療」として行われているのです。

お金さえ払えば標準治療よりもよい治療法が受けられるというのは幻想です。

ガイドラインに沿った標準治療が効果的

標準治療は、医学的研究から得られたエビデンスにもとづき、有効性と安全性において現時点で最善と考えられる治療法でガイドラインに示されています。日本うつ病学会は「日本うつ病学会診療ガイドライン　双極性障害（双極症）2023」を出しています。書籍としても販売されているほか、日本うつ病学会HPから見ることもできます。

●日本うつ病学会　HP URL　https://www.secretariat.ne.jp/jsmd/

さまざまな非薬物療法

対人関係-社会リズム療法（IPSRT）

社会リズムを整え、対人関係の対応力を身に着ける

精神科医エレン・フランクによりアメリカで開発された精神療法。うつ病に対して用いられる対人関係療法に、双極症に適用するために社会リズムを整え、対人刺激をコントロールする社会リズム療法を組み合わせた治療法。

双極症に効果が認められています。

また、実施している医療機関は少なく、患者さん自身が本などを通じ、独学で生活にとり入れているのが現状です。

家族療法

高EE家族への疾患教育で再発率を下げる

双極症の患者さんの家族のなかには感情表出が高い「高EE（High expressed emotion）家族」の場合があり、このとき低EE家族より、再発率が5.5倍も高まることが報告されています。

患者さんの症状が、家族の感情的反応を引き起こし、これが患者さんの症状を悪化させるという悪循環が生じていることが多いようです。誰もわるくはありませんが、システムとしてうまくいっていないと考えて、家族というシステムを調整していきます。

認知行動療法（CBT）

認知に働きかけ、再発率を低下させる

認知行動療法とは面接やワークなどを通じ、認知に働きかけ、ものの見方や考え方、行動の仕方を修正していく精神療法です。双極症では、疾患教育やストレスへの対処技能（ストレスコーピング）を身に着け、治療を中断せず、寛解状態を維持することを目指します。

うつ状態に有効ですが、再発率の減少が見られるという報告もあります。

双極症の治療の中心は
薬物療法ですが、
再発予防には非薬物療法も重要です。

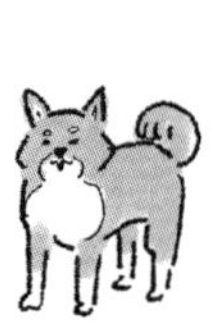

修正型電気けいれん療法（mECT）

自殺の危険が切迫しているような急を要するときに行う

mECT は麻酔薬と筋弛緩薬を用い、脳内に電流を送り、けいれんと同様の状態を引き起こす治療法です。筋弛緩薬を使うため、実際にはけいれんが生じることはありません。記憶障害、頭痛、筋肉痛、血圧上昇、せん妄、躁転などのリスクがあります。

自殺の危険が切迫していたり、栄養状態がわるく身体が衰弱していたり、命の危険があるような場合に実施され、双極症のうつ状態にも有用です。

患者さんと患者さんのご家族にじゅうぶんな説明をしたうえで実施します。

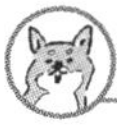

mECT が適応となる状況

❶自殺の危険が切迫している場合
❷低栄養や脱水などで身体衰弱が進行している場合
❸昏迷や錯乱などの精神症状が重篤で迅速な改善が必要な場合
❹妊娠や身体合併症のため薬物療法による危険性が高く
mECT の方がより安全と判断される場合
❺過去に mECT が著効した場合
❻適切な薬物療法にもかかわらず長期に改善しない場合　　など

出典：日本うつ病学会診療ガイドライン 双極性障害（双極症）2023

光療法

季節型の双極症に有効

光を照射する光療法は、季節性うつ病の治療で用いられます。双極症のなかにも、冬にうつ、春に軽躁となる季節型のタイプがあり、こうした場合は、光療法が有効です。

2500 ～ 10000 ルクスの高照度の光を２時間程度浴びる高照度光療法が行われます。

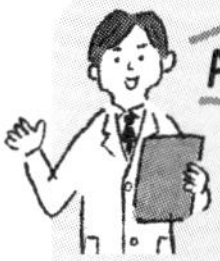

Advice

集団療法や当事者が集まる自助グループ

心理教育と集団療法の組み合わせが入院回数の減少や再発予防に役立つことが認められています。

また、医療機関で行われる心理教育だけでなく、自助グループに参加することも効果的な場合があります。たとえばノーチラス会は全国に支部があり、患者さんの相互扶助や家族会の開催、悩み相談などを行っています。

NPO 法人ノーチラス会　URL　https://bipolar-disorder.or.jp/

生活の管理

起きる時間や人と会う強度を管理する

心理社会的治療でとくに大事なのは、日常の生活時間や対人関係の刺激を上手に管理する社会リズム療法です。

睡眠・覚醒リズム表をつけ、まずは起きる時間を一定に

うつ病学会の双極症委員会のサイトには睡眠・覚醒リズム表が載っています。QRコードからアプリをダウンロードすることもできます。

社会リズム療法では一般に食事や睡眠時間を記録し、毎日のスケジュールを管理します。必ずしも細かく管理しなくてもよいのです。なにより大事なのは睡眠時間です。とくに起床時間がもっとも大事です。毎日同じ時間に起床すれば、夜更かしした日の翌日は眠くなるので、早く寝ることになるからです。夜更かししたからといって起床時間を遅くしてしまうと、一日のスケジュールがどんどん後ろにずれて生活リズムが乱れ、再発につながってしまいます。

睡眠に関するアドバイス

アルコール、コーヒーなどの脳を覚醒させる刺激物は避ける。とくに就寝前はタバコはなるべく吸わない。

晩ご飯を食べすぎないようにする。

寝るためだけに床につく。ベッドのなかでだらだらと勉強したり、テレビやスマホを見たり、ものを食べたりするのは避ける。

患者さんには睡眠・覚醒リズム表をしばらくつけてもらいます。

とにかく「同じ時間に起きる」という一点さえ守れば、かなり効果があります。

人に会う刺激が増えるのは躁転リスク大

睡眠時間の管理とともに、人と会う強度についてもある程度管理や調整が必要です。

とくに、躁状態になり始めのときは要注意です。普段ならそこまで参加しないのに、躁状態だと「全部行く」という気になってしまうからです。人に会う刺激が突然増加すると、躁転のリスクが一気に高まって危険です。

起床・睡眠時間と対人関係の強度の記録は、症状が落ち着くまで2〜3か月程度やってもらいます。

「ずっと記録し続けなくてはいけないんですか」と、聞く人がいますが、そんなに長く続ける必要はありません（何年も症状が出ていないような人は、やめても問題ないと思います）。

対人関係強度の管理は、ちょっと難しいかもしれませんが、主治医に相談したり本を参考にするなどして、つけてみるとよいでしょう。

寝る1時間くらい前に軽くストレッチ、30分くらい前に腹式呼吸をしてリラックス。

不規則なシフト勤務などは避ける。夜勤を制限する。

寝る前に言い争いをしない。SNSなどのやりとりも注意する。

ブルーライトは脳を覚醒させる。就寝前にパソコンやスマホなどは見ない。

睡眠・覚醒リズム表をつける

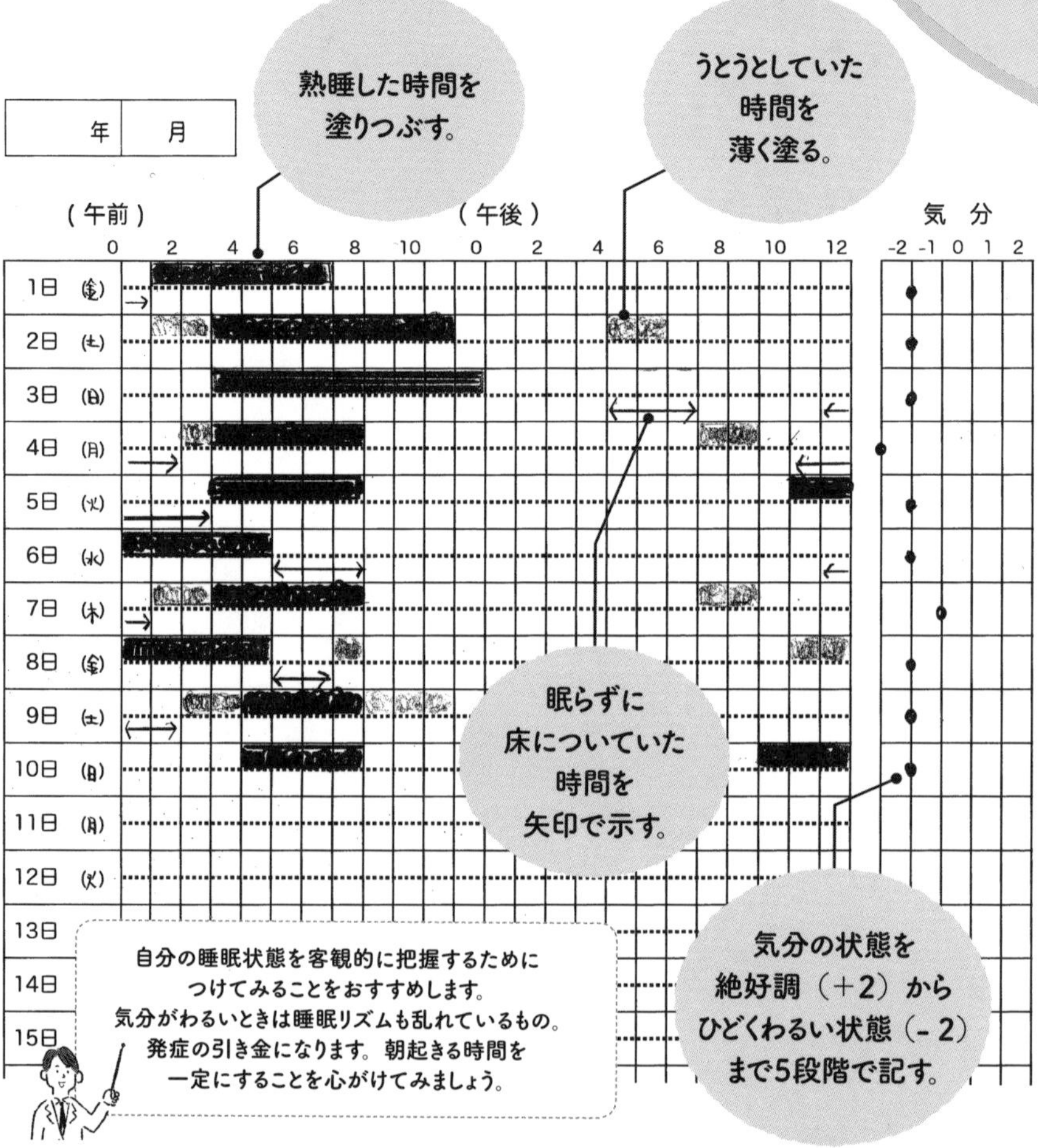
熟睡した時間を
塗りつぶす。
うとうとしていた
時間を
薄く塗る。
年 月
（午前）
（午後）
気 分
0 2 4 6 8 10 0 2 4 6 8 10 12
-2 -1 0 1 2
1日
2日
3日
4日
5日
6日
7日
8日
9日
10日
11日
12日
13日
14日
15日
眠らずに
床についていた
時間を
矢印で示す。
気分の状態を
絶好調（＋2）から
ひどくわるい状態（－2）
まで5段階で記す。
自分の睡眠状態を客観的に把握するために
つけてみることをおすすめします。
気分がわるいときは睡眠リズムも乱れているもの。
発症の引き金になります。朝起きる時間を
一定にすることを心がけてみましょう。

あなたもやってみよう!

紙で!

●睡眠・覚醒リズム表

上記のシートを、日本うつ病学会の資料ページからダウンロードすることができる。

URL https://www.secretariat.ne.jp/jsmd/gakkai/shiryo/data/suimin_kakusei_rhythm.pdf

アプリで!

さまざまな睡眠分析アプリがリリースされ、無料のものも多い。自分に合うものを試してみよう。

ソーシャル・リズム・メトリックをつける

ルーティン化を目標とする時刻。

実際の時刻。

人から受けた刺激の強度。

0 ＝自分ひとり
1 ＝人がただいるだけ
2 ＝人が積極的に関わってきた
3 ＝人が刺激的に関わってきた

この表を記すことで、気分変動を招きやすい刺激を客観的に捉え、対策を講じることができます。

5つの活動項目

起床し、床から出た時刻（目覚めた時刻ではない）。

「おはよう」など人と言葉を交わした時刻。

仕事や勉強、家事などをスタートした時刻。

夕食をとった時刻。

活動	目標時刻	日		月		火		水							
		時刻	人	時刻	人	時刻	人	時刻	人	時刻	人	時刻	人		人
起床	7:00	12:00	0	8:00	0	8:00	0	5:00	0	8:00	0	8:00	0	11:00	0
人との初めての接触	7:30	14:00	2	8:30	2	8:30	3	9:00	1	10:00	3	9:00	1		
仕事・学校・家事などの開始	9:30			9:30	2	9:30	1	9:30	3	9:30	0	9:30	2		
夕食	20:00	19:30	1	22:00	2	18:00	0	19:30	2						
就寝	0:00	3:00	0	3:00	0	22:00	0	1:00	0	0:00				[illegible]	0
気分 -5 ～ +5		-3		-5		-4		-5							

ベッドに入った時刻（眠っていなくてもかまわない）。

その日の気分を非常にうつ（－5）から非常に躁（＋5）までで記す。

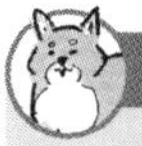

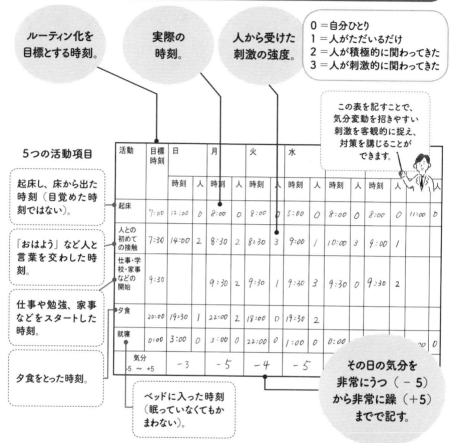

あなたもやってみよう!

紙で!

●ソーシャル・リズム・メトリック
上記のシートを、日本うつ病学会の資料ページからダウンロードすることができる。
URL　https://www.secretariat.ne.jp/jsmd/gakkai/shiryo/data/srm_2_5.pdf

アプリで!

●ココロのリズム（社会リズム療法アプリ）※要登録
会員登録し、毎日の社会リズムをweb上で入力。社会リズムと気分変化の関係に気づき、気分の安定を目指す。
URL　https://v-sensei.com/login.php?ref=/app/rhythm/

気分の管理

日常的なトラブルによる気分と双極症を切りわける

Ⅰ型はうつ状態と躁状態、寛解期の区切りがはっきりしているので治療の目的は明確です。

ところがⅡ型はそれぞれの境界があいまいになりやすいため治療上の見極めが難しい場合もあります。

なにもかも双極症のせいだと思う必要はない

双極症Ⅱ型の治療経過のなかでは、「病気の治療をしているのか」それとも「悩みを相談しているのか」が、あいまいになりがちです。

医師から「調子はどうですか?」と聞かれたら、「先週は上司に叱られて落ち込みました」とか、「夫がこんなことを言ったのでカッとして、一日中いやな気分で過ごしました」などと、日頃の悩みを話したくもなります。

そういう話を聞いて、医師が「病状が悪化したようなので、薬を増やしましょう」となるという、ミスコミュニケーションが起こりがちです。

毎日の生活で、人からいやなことを言われてイライラしたり、落ち込んだりすることは誰にでもあることです。双極症と診断されていると、ちょっとした気分の浮き沈みも病気のせいかと思いがちですが、「双極症の病状」と「生活上の悩みによる一時的な落ち込み」は区別しておいたほうがよいでしょう。

「まあ、いろいろありましたけど大丈夫です」と言える程度のことなら、気分の変化は病気のせいではなさそうです。

情動の反応は生きている限り必ずある

一日のなかで落ち込んだり怒ったりすることがあっても、その後落ち着く場合は気分障害ではなく普通の情動反応です。生きている限り誰にでも必ず生じることで、もちろん病気ではありません。

双極症では、きっかけがあってもなくても気分が変動し、それが1週間程度以上継続します。

一日をふり返って、気分が落ち着いている時間が大半を占めていたと感じれば、多少カッとしたり落ち込んだりした時間があったとしても気にすることはありません。

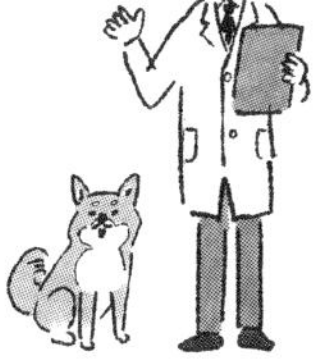

ただの気分なのか、
うつ状態や躁状態の前触れなのかは、
自分の気持ちと行動を客観的に観察すること
で気づけるようになります。
不安定な時期は、ノートにその日のできごとと
気分をメモしておくといいでしょう。

難治性の双極症

双極症と診断され、治療しても なかなか改善しないときは

双極症は、適切な治療を行えば多くの場合コントロール可能と考えられています。けれどもなかには治療を行っても再発をくり返し、長期にわたって社会復帰できず苦しむ患者さんもいます。

必要に応じて脳神経内科と連携する

そこで順天堂大学病院では２０２０年に気分障害センターを設置し、治療が困難な患者さんを対象に２週間の「双極性障害治療立て直し入院」を開始しました。

目的は「なかなか落ち着かない双極症の患者さんの治りにくい原因を調べ、それをもとに患者さんの治療を見なおす」です。

入院期間中、詳細な病歴聴取や脳画像、脳波、内分泌検査、構造化面接（P21）、認知機能検査、心理検査などを行い、多角的に診断し治療方針を立てなおします。必要に応じて脳神経内科との連携も行います。

【双極症治療立て直し入院に見る治療がうまく行っていない要因】

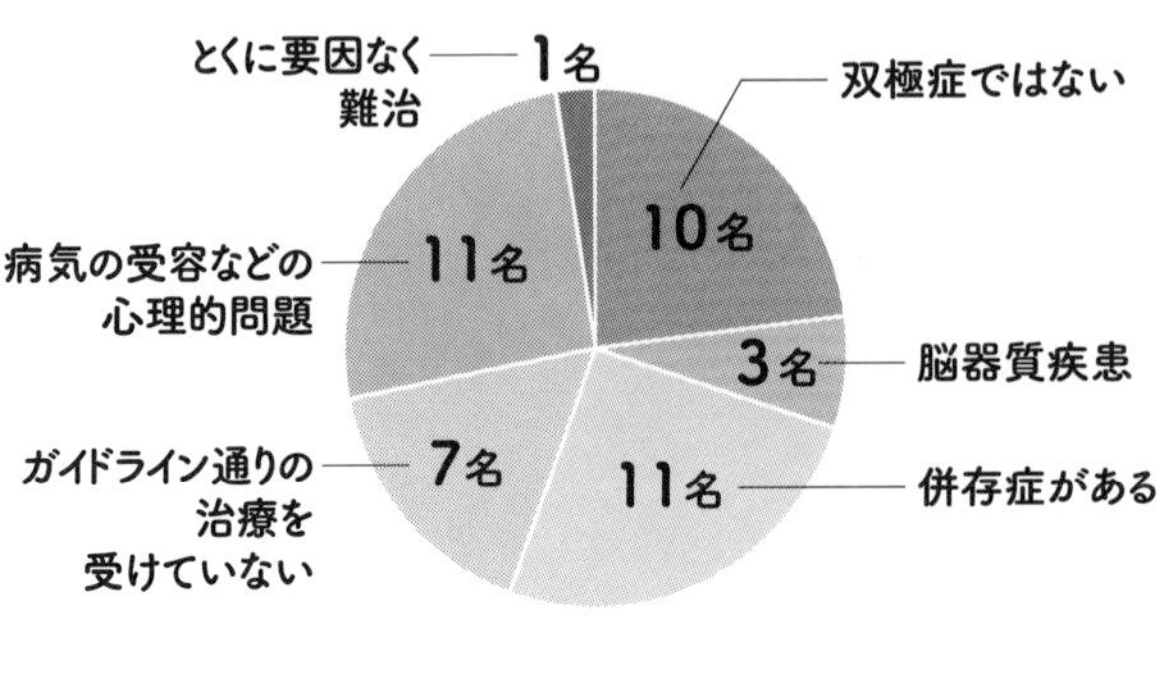
とくに要因なく難治
1名
双極症ではない
10名
脳器質疾患
3名
併存症がある
11名
ガイドライン通りの治療を受けていない
7名
病気の受容などの心理的問題
11名

ほかの医療機関で双極症と診断された患者さん43名に、順天堂大学病院に入院してもらい、再度診断した結果、次のような結果になった。

出典：Fujimura et al, Medicine, 2024

難治性といわれる人の多くは、なんらかの要因がある

２０２１年12月までに入院した43名の患者さんのうち、10名は、構造化面接では双極症ではなく、うつ病、境界性パーソナリティ障害、気分変調症など、ほかの疾患と診断されました。

また、11名の方には、ＰＴＳＤや自閉スペクトラム症などの併発症がありました。**「治療内容がガイドラインにもとづいていないケース」も7名いらっしゃいました。**通院していた医療機関で採血ができないという理由でリチウムが処方されなかった例もありました。

さらに「双極症という病気を受け入れられず、本人が治療に向き合えていないケース」が11名でした。なかには軽躁状態こそ自分の普通の状態で、寛解期をうつ状態と訴えるケースもありました。

当初は、ガイドラインにもとづいた治療を行っても改善しない難治性の双極症の可能性も考えていましたが、真に治療抵抗性双極性障害といえるケースは、１例のみでした。

双極症と診断され、治療を行ってもなかなか改善しない患者さんは、診断や治療法を見なおすことで改善を期待することができます。主治医とよく相談し、改善しない原因を検討していただきたいと思います。

家族歴があるハイリスク者は見守りが大事

うつ病でも初発年齢が25歳未満、双極症の家族歴あり、精神病症状をともなう、再発回数が多い、非定型うつの特徴をともなうといったケースは双極症に発展する可能性があります。双極症は未治療期間が長いほど経過が悪化することがわかっており、躁エピソード出現の前に早期介入が望ましいという意見もあります。本人や家族への見守りや心理社会的治療を行い、薬物療法を行う場合も、双極症の可能性を考慮します。

治療のゴール

辛抱強く治療を続け、最終的に双極症を受け入れる

本書を手にとった方のなかには、双極症と診断されてショックを受け、なかなか治療に前向きになれないという人もいるかもしれません。

正常なゲノムはない、病気のない人はいない

長年ゲノム（遺伝子情報）の研究をしてきて、実感しているのは「正常で完璧なゲノムなど存在しない」ということです。どんな人でも必ずゲノム変異をもっています。ゲノム変異があるということは、なんらかの病気にかかりやすいということです。その病気が本当に深刻で命に関わる場合もあれば、そうでない場合もあります。あなたの場合は、それが双極症だったということです。

数多くある病気のなかで、双極症とはどのような病気なのかを考えてみましょう。双極症には治療ガイドラインや有効な薬があります。症状をコントロールする方法がわかっていて、多くの人は薬を使いながら、

日常生活を送っていらっしゃいます。

もちろん双極症を抱えながら生きる人生は、不安が尽きず、面倒に思うことも多く、大変なことだと思います。でも、世のなかにはまったく治療法が見つかっていない病気、移植を受けるしかない病気、あっという間に命を奪っていく病気など、じつにさまざまな病気があります。

双極症は、そういう意味ではけっして最悪の病気ではありません。なんとかつき合っていくことができる病気だといえるでしょう。

病気の受容が治療のゴールでいい

もちろん、最悪でないからといって、最初から双極症を受け入れられるかというとそうたやすいことではありません。これまで「まずはその病気を理解し、受容するところが出発点」だと言ってきましたが、「双極症の受容が治療の出発点と言われるとつらい」と感じる患者さんもいるようです。

双極症を受け入れるのは、症状が行きつ戻りつしながらも、治療を根気強く続けていく先にある、終着点と考えてもよいのかもしれません。まずは目先の治療に集中してみてはどうでしょうか。治療が進み寛解していけば、その境地に達し、穏やかに暮らせる日が来ることでしょう。

治療が停滞しているときは医師に真意を聞く

つらい症状がなかなかとれていかない、治療が停滞しているのではないか、と感じたときには、医師に相談してみるといいでしょう。

医師も同様に停滞を感じている可能性もありますが、一方で医師は、「症状は落ち着いている」と捉え、現状維持を目指しているのかもしれません。

もしご自身でもっとよくなりたいという希望があるなら、正直に話してみるとよいと思います。

双極症の患者さんの
ご家族＆周囲の人へ

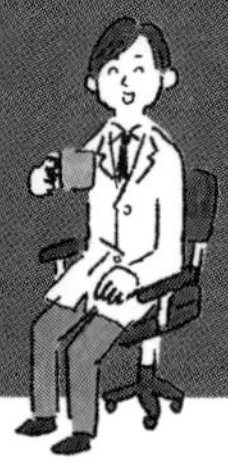

躁状態のときはつき添いが必要

双極症の初診には、親御さんやパートナーなどご家族と一緒に来る方がほとんどです。症状が落ち着いて予防療法を開始すると、多くの患者さんがひとりで来るようになります。

ただし、躁転の徴候が見られたら、できるだけ一緒に受診してください。ご家族から話が聞けると医師としては非常に助かります。

また、躁転した場合は本人が受診したがらないこともあります。どうしても本人が受診しようとしない場合は、ご家族から医師に連絡してみてください。一緒に受診につなげる方法を考えるとよいでしょう。

双極症という病気は患者さんのなかで起こる問題ですが、病気が引き起こす事態は家族にも影響が及びます。その事態に対してどう対処するかを考えていかなければならず、本人、家族、医師の協力体制が欠かせません。

ご家族は過剰に関わり過ぎたり、自責の念にかられたりする必要はありません。本人に寄り添ってあげつつ、ご自身の時間も大切にしてください。

自殺の心配、気分の変化で家族がつらいなら入院を検討

双極症の患者さんは自殺のリスクが高く、死因の約2割が自殺によるものとされています。抑うつで受診した場合、医師は希死念慮など自殺のリスクを評価します。ご家族にとっても、自殺のリスクは、目をそらすことのできない課題です。

うつ状態のときは、本人は家族を大切に思う気持ちすらもつ余裕がない場合もあり

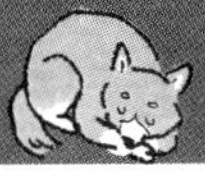

双極症の治療は、患者さん自身がとり組むべき問題ですが、双極症の症状で引き起こされるのは、家族や周囲の人にも関わる問題です。家族や周囲の人も双極症の症状、関わり方を理解してください。

ます。

関わりすぎると、患者さん本人もつらい場合もあるので、過干渉でもなく、無関心でもなく、そばにいて、そっとしておいてあげるとよいでしょう。

しかし、本人が日々「死にたい」と口にする場合は、医師にそのことを伝え、入院を検討してもらいましょう。

また、患者さんが躁状態で暴言や暴力があるような場合、家族だけでどうにかしようとするのは難しい状態です。がまんせずに、医師に相談しましょう。暴力があるが、本人は病院に行ってくれない、という場合は、警察に連絡したほうがよいと思います。警察から保健所を介して、措置入院という非自発的に入院できる方法があります。「家族がつらいと思うときは、本人にも入院が必要なとき」そんなふうに考えてほしいと思います。

具合がわるいときはまた一緒に受診する

入院の判断や対処法をスムーズに伝えるためにも、医師と家族の連携は大切です。いまは、家族とはいえ本人の同意なく医師が病気について話すことはできませんので、本人と一緒に受診してください。

妻や夫が双極症になると、家族にさまざまな影響を与えます。双極症が原因で離婚してしまう人もいますが、支え合って乗り越える人もいます。

うつ状態のときも、家族の気苦労は絶えませんが、とくに躁状態では、腹立たしいことを言われることもあるかもしれません。でも、これもすべて双極症という病気の症状によって引き起こされたものです。言動に一喜一憂せず、病気と本人とをわけて考え、上手に医師を頼ることも大切です。

双極症の患者さんのご家族＆周囲の人が知っておくべきこと 早見表

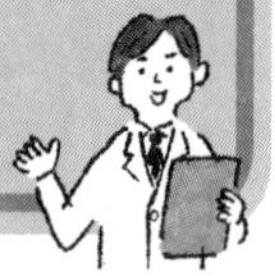

双極症の理解

主治医から病状について説明を受ける。同時に、双極症に関するリーフレットや本などを読み、双極症についての理解を深める。

- □**専門家の監修した冊子や本から情報を得る。**
- □**家族会などに参加する。**

生活管理への協力

起床時間を一定に保てるように、できるだけ食事や睡眠の時間をずらさないように協力する。とくに徹夜など睡眠リズムを乱すことは避ける。

- □**基本的な生活リズムを守らせる。**
- □**とくに朝同じ時刻に起きるように促す。**

薬の管理

お薬カレンダーを活用しながら、家族が服薬状態を確認する。服用している薬の名称などもチェック。抗うつ薬（P64）が処方されているときは、患者さん自身の言動の変化にも注目。躁転などの危険があればすぐに主治医に相談。

- □**どんな薬をどの程度の量のんでいるのか確認。**
- □**のみ忘れがないかを確認。**
- □**服用後に異変がないか、副作用などにも注意。**

家族の心得

双極症は家族にとってもつらい病気。躁・軽躁状態もうつ状態も、病気のために起こることだと受け止め、病気を理解することを心がける。

- □**見放さない、寄り添う姿勢を示す。**
- □**暴力的な言動があればすぐに主治医に相談。**
- □**家族がつらいと思ったら主治医に相談。**

主治医との連携

一度は一緒に受診し、主治医と話をしておく。本人が躁転・うつ転したとき、自殺をほのめかすときの対応、入院検討の基準やそのときの連絡のとり方、流れなども確認しておく。

- □**躁転・うつ転時、自殺をほのめかすときの対応を確認。**
- □**現在の状態、治療の見通しを聞いておく。**

躁状態／軽躁状態のときの注意

高揚感、気分爽快で寝なくても平気な様子が見られたら
躁転している可能性がある

《Ｉ型の場合》

「超能力がある」などの妄想が見られる、症状によって日常生活に危険が及ぶときは、主治医にすぐに相談。スケジュールなども把握し、なるべく寄り添ってあげる。

- [ ] **本人と一緒に受診。**
- [ ] **財布やカード、スマホ決済など、自由にできないように管理。**

寛解して冷静なときに、
「躁状態になったときにどうするか」を
本人と話し合って決めておくといいでしょう。

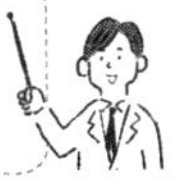

《II型の場合》

次々とアイデアが浮かび上がり、早口・饒舌になる。社交的で、元気いっぱいに見えるときは、軽躁状態かも。本人に伝え、軽躁状態と気づいてもらう。その後でうつ状態がくることを想定しておく。

- [ ] **本人と一緒に受診。**
- [ ] **自殺をほのめかすような言動がないか注意。**

うつ状態のときの注意

活動量が低下し、意欲が見られない。ベッドから起き上がれず、一見怠けているように見えることも。自殺をほのめかす言動があれば、すぐに主治医に相談する。場合によっては入院を検討する。

《Ｉ型の場合》

被害妄想、罪業妄想、貧困妄想などが見られたら重症度が高いのでより注意が必要。

- [ ] **起きてもいないことにおびえている様子がないかを観察。**
- [ ] **本人を責めない。**

《II型の場合》

一日中寝ているなど、抑うつが強く、また長く続く傾向がある。むやみに励ましたりするのは厳禁。

- [ ] **無理に気ばらしを促さない。**
- [ ] **本人を責めない。**

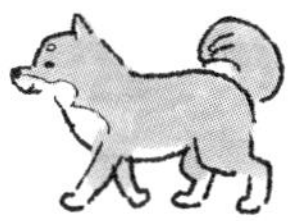

患者さんとご家族で協力

安定した就労に向け、社会資源を上手に活用する

病相のあるときに、失職リスクが高まる

双極症の患者さんのなかには、症状のために休職や退職を余儀なくされるケースが見られます。外来治療中の双極症患者さんの就労率は、43.5%[*]で、寛解時に比べ、うつ病相および躁病相では失業リスクが高くなることが知られています。とくに激しい躁状態の場合、職場でトラブルを起こし、仕事を失うことが少なくありません。

双極症であることを公表したうえで、ご自身の能力通りの仕事で一般就労できればよいわけですが、必ずしもそうはなっていないのが現実です。

障害者雇用の枠で就労。時短勤務は現実的な選択

双極症の患者さんは、症状が日常生活をどれだけ損なっているかによって、認定を受け「精神障害者保健福祉手帳（下）」を取得することができます。

企業や団体では、障害者雇用促進法により一定の割合の障害者を雇用すること、障害者の人が働きやすいように工夫すること（合理的配慮）が定められています。

一般での就労が難しい場合は、精神障害者保健福祉手帳を取得し、障害者雇用の枠組を利用して就職するのもよいでしょう。

＊ Neuropsychiatric disease and treatment. 2021;17; 2867-2876. doi : 10.2147/NDT.S322507.

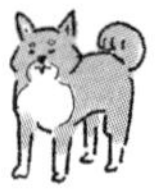

●精神障害者保健福祉手帳

双極症によって、長期にわたり社会生活に制約がある人が取得できます。税金の控除や、公共料金の割引、地域・事業者ごとの生活に関わる費用（交通機関の運賃、携帯電話料金、上下水道料金など）の割引が受けられます。障害の程度によって1～3級にわかれ、受けられる援助が変わります。

⇒市区町村の福祉の窓口で申請

悩みは誰かに相談してみよう

●障害者福祉制度について聞きたい

⇒市区町村の福祉の窓口

地域生活支援や精神保健、障害福祉サービスについての相談・申請手続きなどを行う。自立支援医療、精神障害者保健福祉手帳の申請も。家族も相談できる。

⇒保健所・保健センター

精神医療や福祉に関する相談に乗ってもらえる。保健師、医師、精神保健福祉士などの専門職の人たちが対応。家族も相談することができ、家庭に訪問してくれることもある。

●医師以外にも双極症について相談に乗ってほしい

⇒精神保健福祉センター

各都道府県・政令指定都市ごとに１か所（東京都は３か所）設けられている。精神医療や社会復帰に関する相談窓口。家族も相談できる。

◎全国の精神保健福祉センター

URL
https://www.mhlw.go.jp/seisakunitsuite/bunya/kenkou_iryou/iyakuhin/yakubutsuranyou_taisaku/hoken_fukushi/index.html

●就労・経済的な支援を受けたい

⇒市区町村の国民年金窓口／年金事務所

国民年金に加入していた場合は国民年金窓口、厚生年金に加入していた場合は年金事務所で障害者年金の相談に乗ってもらえる。

⇒ハローワーク

地域のハローワーク内で精神障害者雇用の相談を設けているところもある。

⇒就労移行支援事業所

障害者認定を受けている方が就労を希望する場合、就職に必要な訓練や、就職活動・職場定着の支援を行ってくれる。経済状況に応じて費用がかかる。

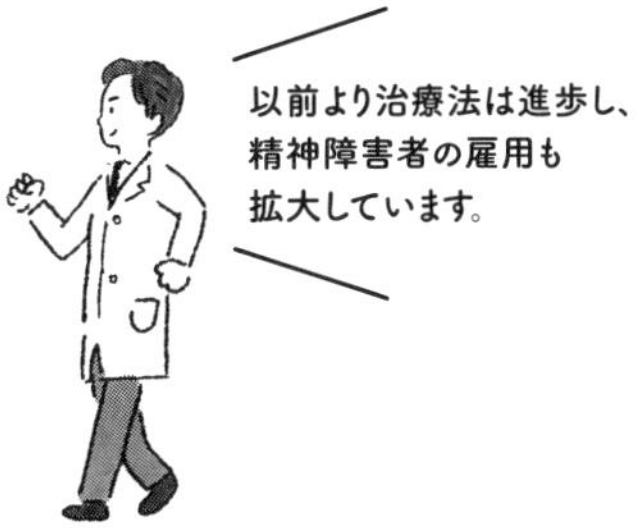
以前より治療法は進歩し、
精神障害者の雇用も
拡大しています。

双極症の患者さんが仕事を選ぶときには

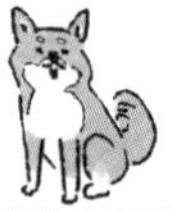

シフト制の仕事、昼夜逆転はなるべく避ける

基本的に双極症だからといって、つけない仕事はありません。さまざまな職業の方が双極症をコントロールしながら仕事を続けています。

しかし、シフトで働く時間が変動する交替勤務など、とくに昼夜逆転しやすい仕事は、再発のきっかけになる恐れがあるので注意したほうがいいでしょう。キャビンアテンダント、夜勤のある看護師、工場やコンビニ、スーパーのシフト勤務などの仕事もここに含まれます。

人と会う刺激をコントロールすることが大事

また、営業職や接客業など、人と会う機会が頻繁にあり、人からの刺激が多い仕事も注意が必要です。対人関係の刺激が再発の引き金になりやすいためです。

こうした仕事に就く場合は、自分で症状を把握しながら、人と会う刺激をコントロールすることが大切です。

ほかの患者さんの声を聞いてみよう

日本うつ病学会のウェブサイト（下）から、同学会双極症委員会がまとめた双極症患者さんの手記を読むことができます。

双極症により転職をくり返しながらも家族の支えで再発を予防できている人、勤務医時代に双極症を発症し、のちに自分のクリニックを開業した人、過労をきっかけに発症し、復職はせずに主婦としてがんばっている人……双極症とのつき合い方、病気の受容のプロセスなどが、当事者の言葉で紹介されています。

これからの仕事や生活、人生について考えるときのヒントになるでしょう。

●仕事をしている双極性障害患者さんの手記

URL　https://www.secretariat.ne.jp/jsmd/gakkai/shiryo/data/shuki_20201005.pdf

おわりに

私は35年間、双極症の研究に携わってきました。最初は、この病気の解明にこんなに長く時間がかかるとは思いませんでした。思ったより長い道のりでしたが、この35年の間に、多くのことが明らかになり、おぼろげながらこの病気の本体が見えてきた感じがします。その間、双極症についての情報も広まり、昔に比べるとずいぶん理解は進んできたように思います。

しかし、それでもまだ、双極症の患者さんがいまの日本社会で生きていくのはけっして容易なことではないと思います。双極症の患者さんは、本来なら高いパフォーマンスを発揮して仕事ができる人たちです。にもかかわらず、症状が出てしまうと、まわりはそれを脳の病気の症状とは受け止めず、人格や心の問題のように捉えてしまいます。その結果、患者さんが活躍の場を失ってしまうこともしばしばです。

発症のメカニズムがわかっているパーキンソン病のような病気に偏見をもつ人はいないでしょう。発症のメカニズムが解明されるだけでも、この状況は大きく変わるはずです。

本書でご紹介した発症メカニズムは、まだまだ仮説の段階ですので（P70）、現在進行中の研究を完成させ、仮説を検証していかなければなりません。35年かかりましたが、あとひと息のところまで来ていると感じています。

本書を手にしてくださった患者さんやご家族の未来がより明るいものになるよう、研究を進めていきたいと思います。

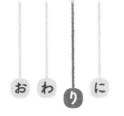

加藤忠史（かとう・ただふみ）

精神科医。順天堂大学医学部精神医学講座教授。

1988年東京大学医学部卒業。同附属病院にて臨床研修。1989年滋賀医科大学附属病院精神科助手、1994年同大学にて博士（医学）取得。1995～1996年文部省在外研究員としてアイオワ大学精神科にて研究に従事。1997年東京大学医学部附属病院精神神経科助手、1999年同講師。2001年理化学研究所脳科学総合研究センター（2018年より脳神経科学研究センター）精神疾患動態研究チーム・チームリーダー。2020年より順天堂大学医学部精神医学講座／大学院医学研究科精神・行動科学／気分障害分子病態学講座教授、順天堂大学気分障害センター・センター長。双極症、精神医学に関する著書・監修書多数。

●順天堂大学精神医学講座　https://www.juntendo-mental.jp/

［参考文献］

『「心の病」の脳科学 なぜ生じるのか、どうすれば治るのか』林（高木）朗子、加藤忠史 編著（講談社）

『双極症　第4版　病態の理解から治療戦略まで』加藤忠史 著（医学書院）

『双極性障害［第2版］』加藤忠史 著（筑摩書房）

「日本うつ病学会診療ガイドライン 双極性障害（双極症）2023」日本うつ病学会

●日本うつ病学会　双極症委員会　https://www.secretariat.ne.jp/jsmd/iinkai/katsudou/soukyoku.html

心のお医者さんに聞いてみよう

双極症《そうきょくしょう》と診断《しんだん》されたとき読《よ》む本《ほん》

正しい理解と寛解へのヒント

2024年２月29日　初版発行

監修者………加藤忠史《かとうただふみ》

発行者………塚田太郎

発行所………株式会社大和出版

東京都文京区音羽1－26－11　〒112－0013

電話　営業部03-5978-8121 ／編集部03-5978-8131

http:／／www.daiwashuppan.com

印刷所….信毎書籍印刷株式会社

製本所….株式会社積信堂

ISBN978-4-8047-6427-6